天下文化
BELIEVE IN READING

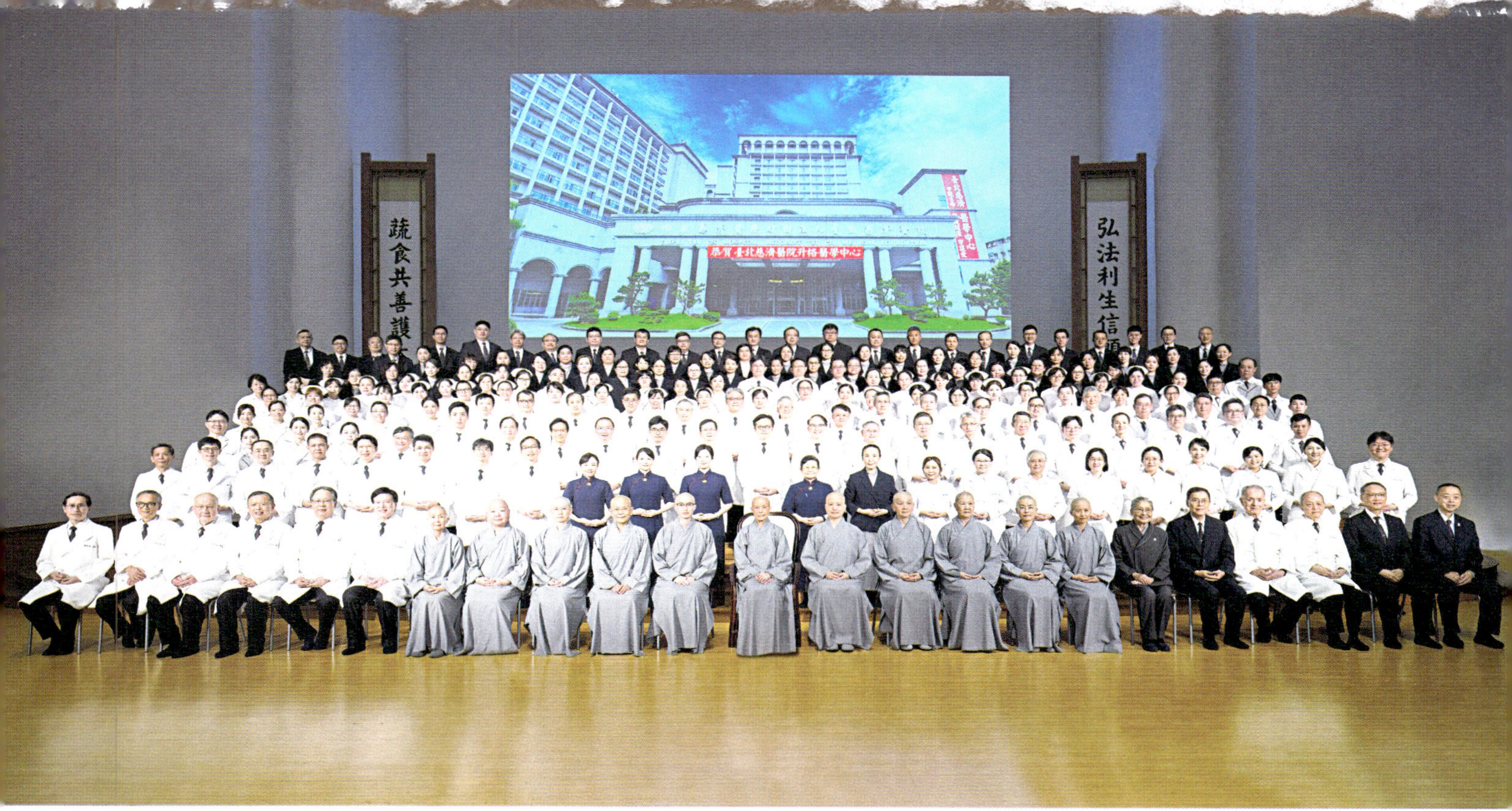

1

1 | 2024 年臺北慈濟醫院正式升格醫學中心，院部主管及同仁領受證嚴上人祝福，於新店靜思堂歡喜合影。（臺北慈濟醫院提供）

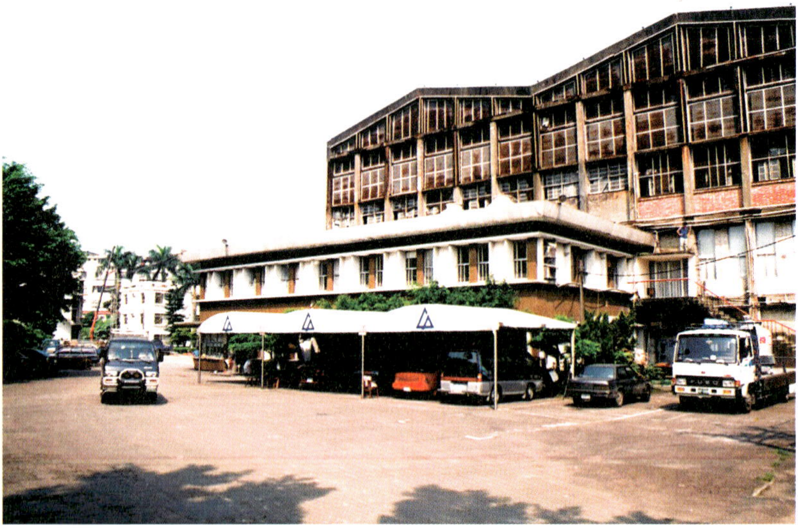

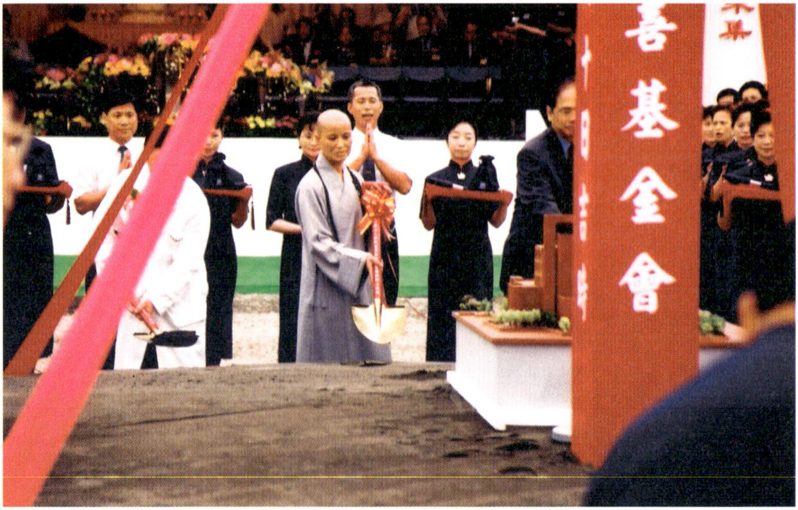

4 2
5 3

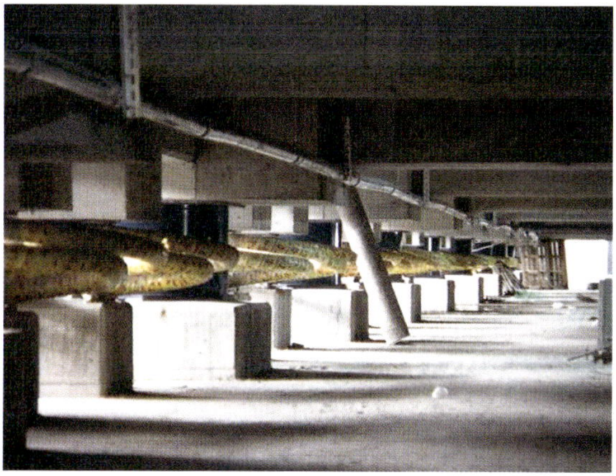

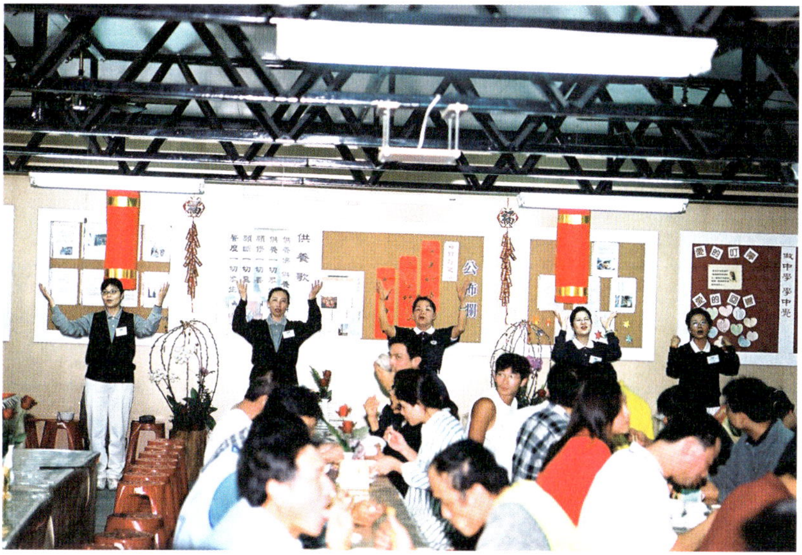

2｜醫院舊址原為明達廠與三合院民宅，慈濟志工奔走覓地，訴說證嚴上人建院的悲心，至誠之意感動地主，最終整地成功，順利建院。（臺北慈濟醫院提供）

3｜這片土地凝聚了無數人對醫療願景的投入。經過籌備與協調，醫院於 2000 年 6 月 10 日動土，儀式莊嚴隆重，而每一道工序背後都是對生命的重視與付出。（臺北慈濟醫院提供）

4｜921 地震帶來警惕，團隊赴美日取經，引進 349 個隔震墊，可耐芮氏規模 8.0 地震；綠能與人文特色，榮獲美國年度最佳醫院建築獎。（臺北慈濟醫院提供）

5｜慈濟志工護持做典範，從整地、工程到推動工地文化，將慈濟的人文與精神深深融入醫院各個角落，成為第一個帶入工地文化的慈濟建案。（曾宗良拍攝）

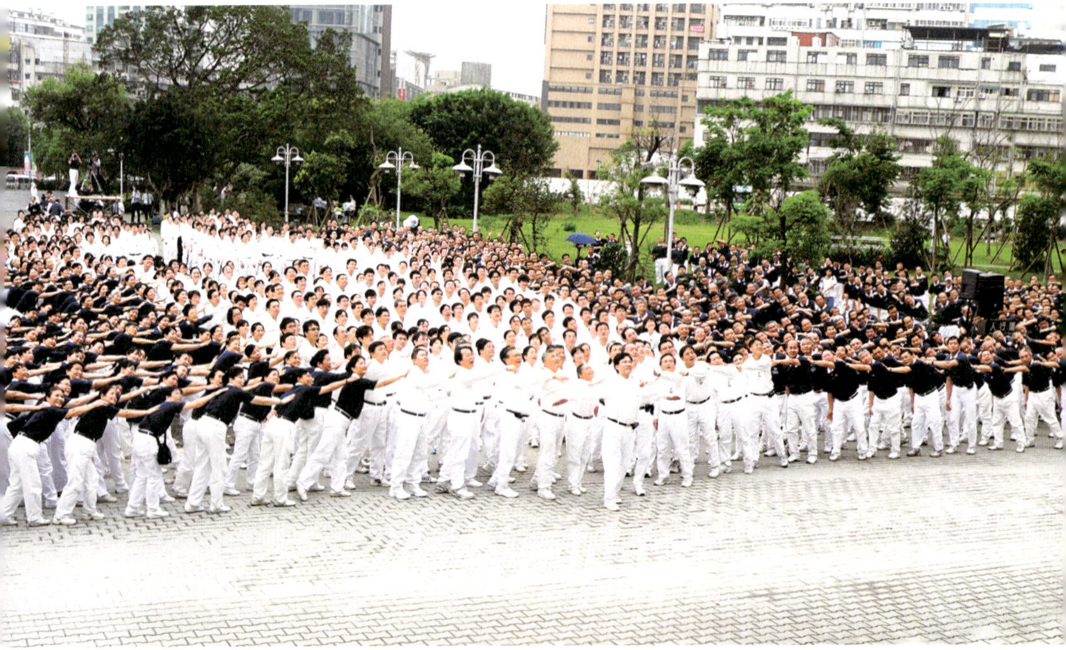

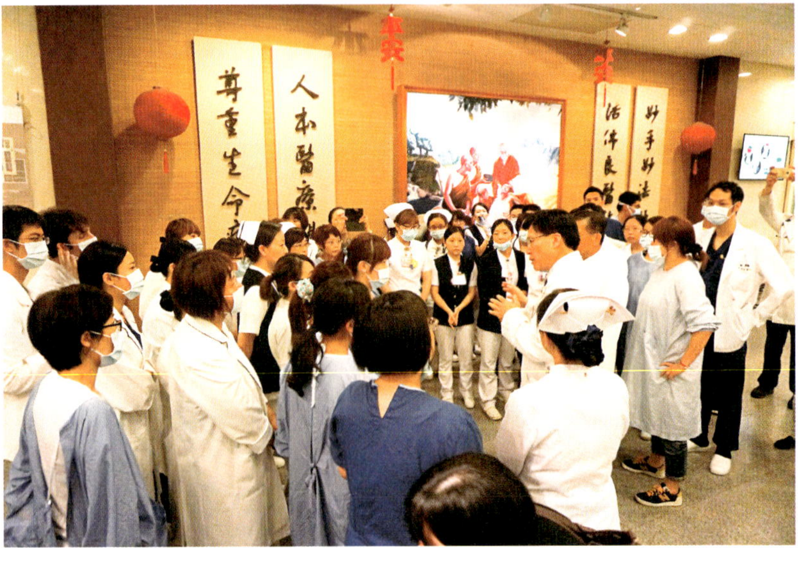

8 6
9 7

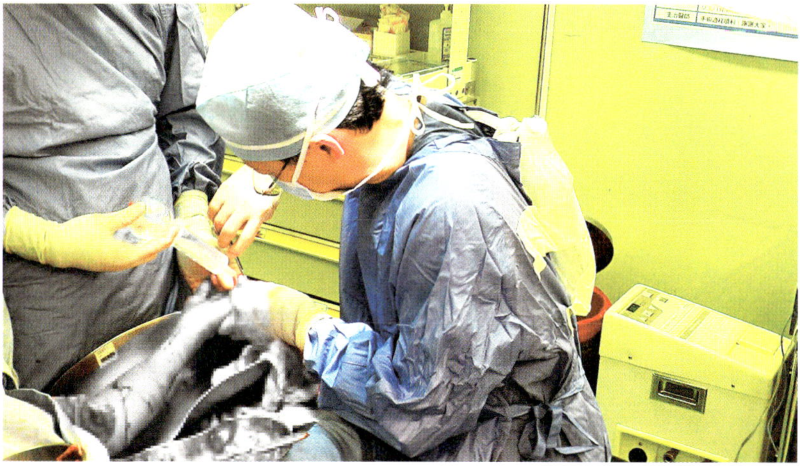

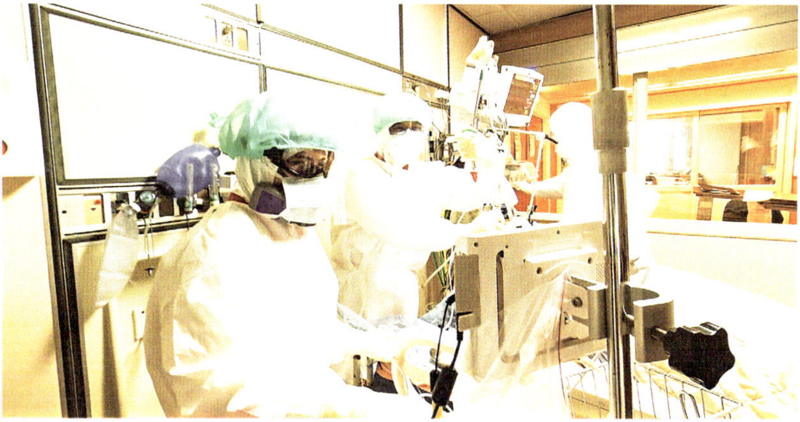

6 | 2010 年五週年院慶，伴隨大船師演繹，趙有誠院長承擔使命，誓願帶領醫院成為兼具專業與人文的醫學中心。（陳李少民拍攝）

7 | 2015 年 6 月 27 日，八仙塵爆事件發生，晚間 10 點緊急啟動「紅色九號」應變機制。126 位醫護行政同仁迅速集結，全力搶救傷患。超過 20 位駐院醫療志工也趕赴現場，安撫病人與家屬情緒。（陳宇潔拍攝）

8 | 擔心腔室症候群，整形外科與時間賽跑，進行焦痂切開、清創與植皮。為防止病人失溫，手術室關閉空調，盧純德醫師在高溫中背負冰袋執刀，搶救生命。（吳裕智拍攝）

9 | 2021 年新冠 Delta 病毒株肆虐，全國實施三級警戒，臺北慈濟醫院來者不拒，救治重症病人，成為當時全國收治病例最多的醫院。全院上下齊心抗疫，院內清淨無一感染，展現卓越感染管制與照護品質。圖為加護病房蘇文麟醫師（中）以支氣管鏡為病人抽痰。（鄧志銘拍攝）

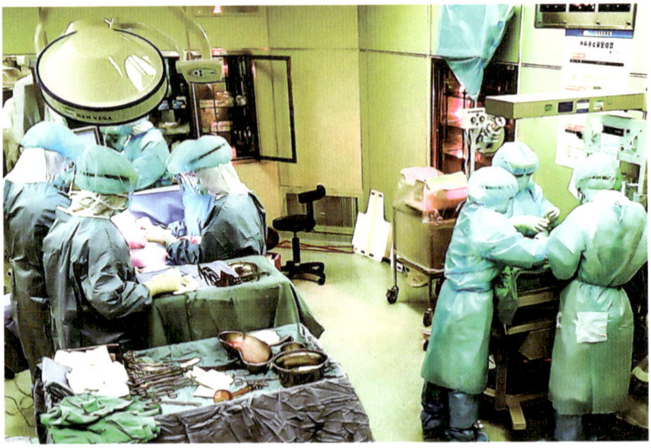

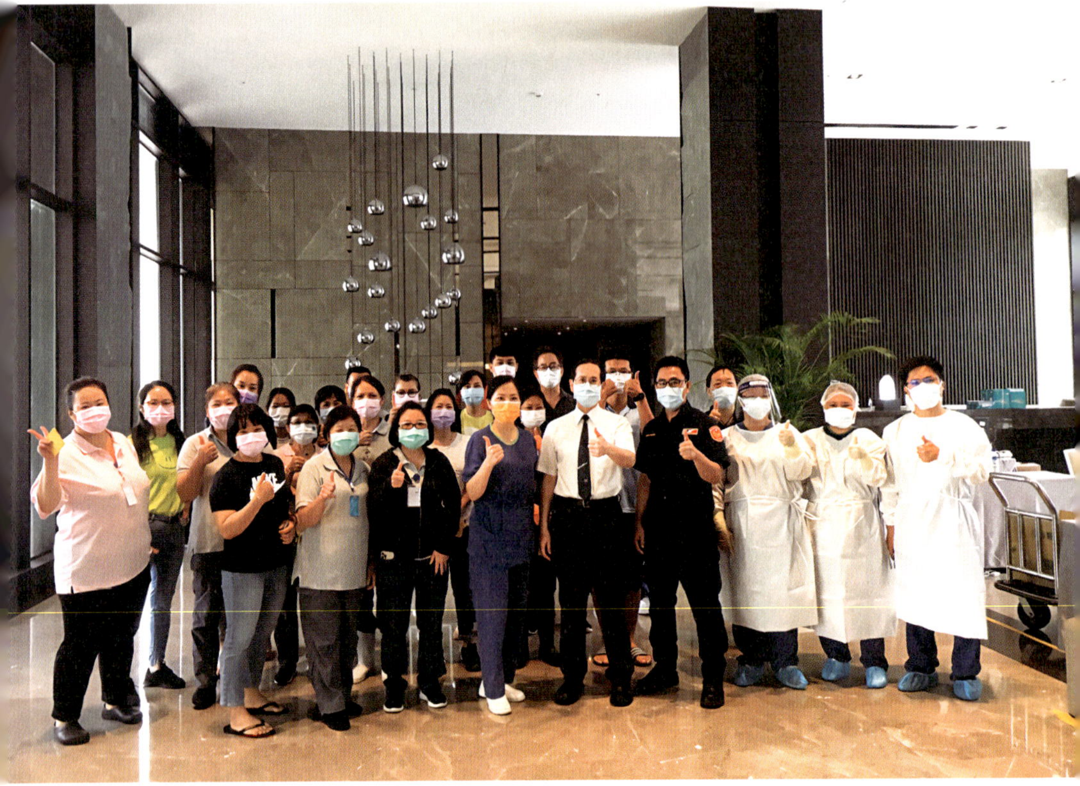

12 10

13 11

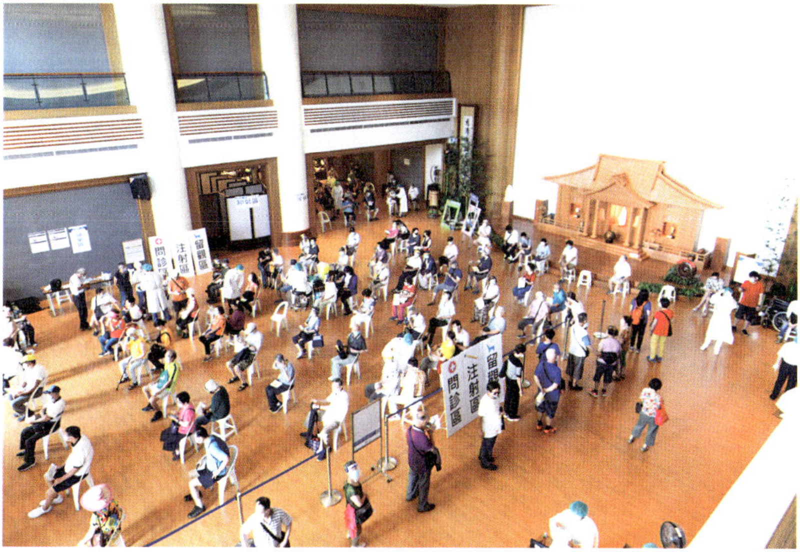

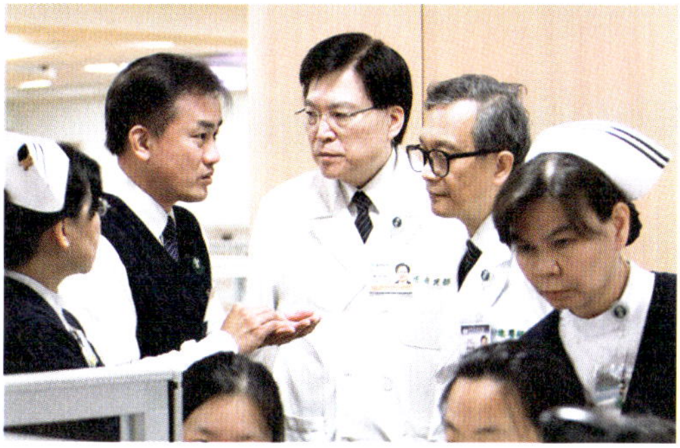

10 ｜一名懷孕 32 週的確診孕婦，求醫無門，臺北慈濟醫院得知衛生局訊息，第一時間收治照護。因肺炎嚴重，有插管必要，為保全母嬰，婦產、小兒、麻醉與手術室團隊，於具負壓前室的正壓手術室進行剖腹產。（臺北慈濟醫院提供）

11 ｜承擔加強型集中檢疫所重任，醫院與飯店、警方攜手合作，公私協力照護染疫相對輕症病人，舒緩醫療量能不足。研究證實，茹素有助新冠復原，營養科與飯店主廚合作，打造全國唯一素食檢疫所。（臺北慈濟醫院提供）

12 ｜ 2021 年 6 月，臺北慈濟醫院支援新店、雙和、三重、板橋、蘆洲五處靜思堂疫苗接種站施打作業。每日動員醫護、行政約 250 人，與 156 名慈濟志工駐點服務。從醫院、靜思堂到後來前進校園，共服務 396,035 人次。（盧義泓拍攝）

13 ｜歷時四年籌備，資訊人員與醫師、護理師及醫事人員共同建置以使用者為導向的慈濟醫療資訊系統 HIS-5，並於 2020 年 1 月 1 日正式上線。（臺北慈濟醫院提供）

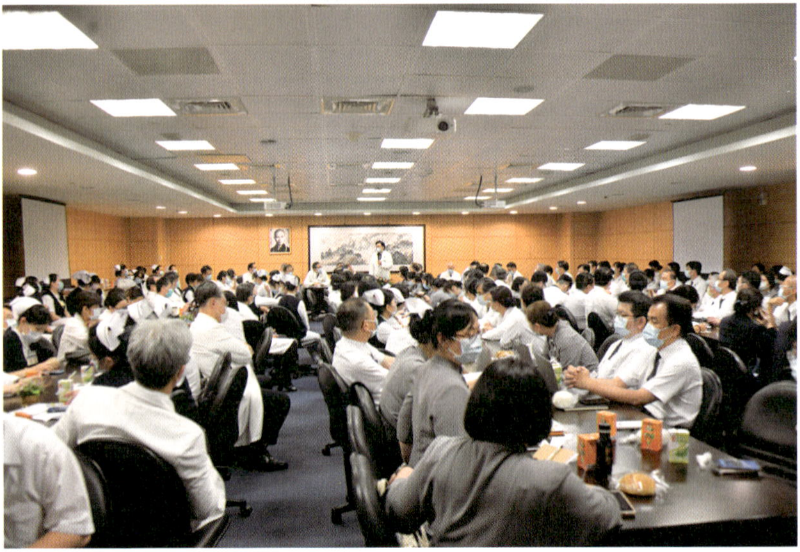

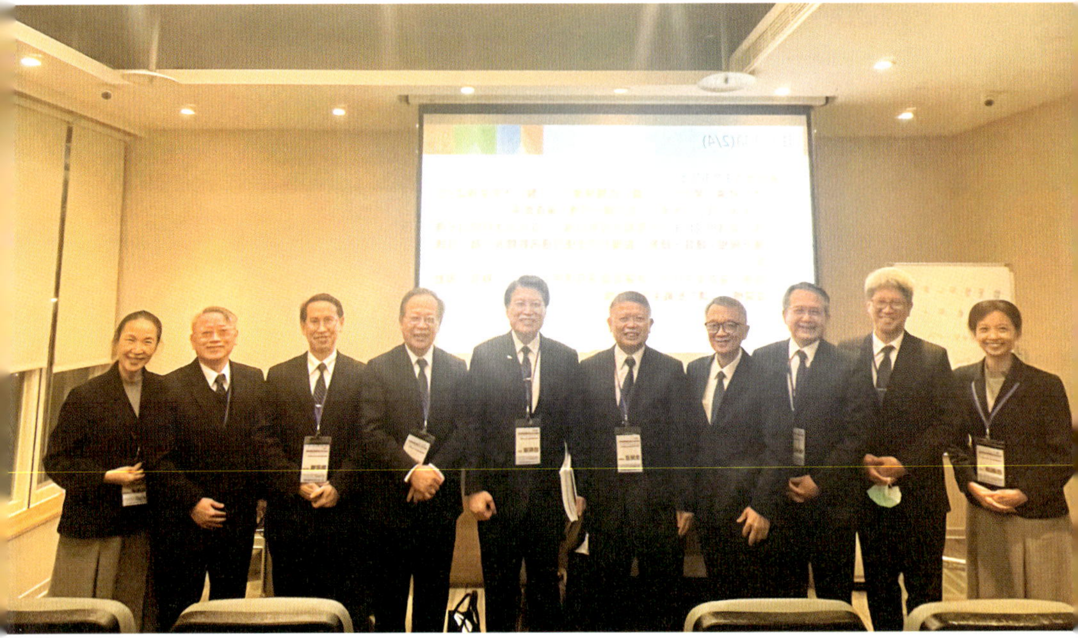

16	14
17	15

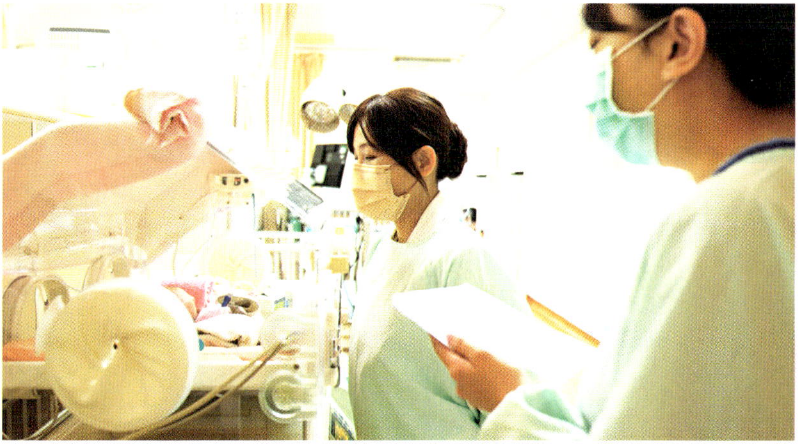

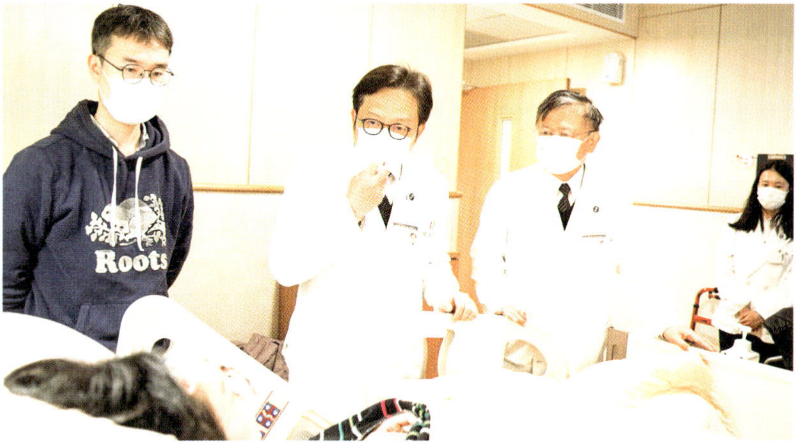

14 ｜ 2023 年 7 月 12 至 14 日，臺北慈濟醫院接受醫學中心評鑑，首日評鑑告終後，院方召開檢討會議，同仁挑燈夜戰，針對當日表現進行檢討，隔日立即向委員呈現改善成果。（范宇宏拍攝）

15 ｜ 2023 年 11 月 17 日，十位臺北慈濟醫院主管代表參與醫學中心五大任務評鑑，展現臺北慈院治療急重難症、提升區域醫療水準、推展醫品病安、投入創新研發及承擔社會責任等特色亮點。（陳主悅拍攝）

16 ｜新生兒科趙露露醫師帶領醫護團隊不分晝夜地守護巴掌仙子，許多寶寶平安長大後歡喜回娘家，與醫護團隊同歡慶生，他們純真的笑容是團隊前進的最佳動力。（盧義泓拍攝）

17 ｜確診罕見抗 NMDA 受體腦炎的小純，病情惡化至需氣切並依賴管路維生，求醫無門，轉至本院治療。風濕免疫科陳政宏醫師（左二）、神經科與中醫團隊聯手，以生物製劑、免疫球蛋白、血漿置換與針灸治療，現已完全康復。（傅長新拍攝）

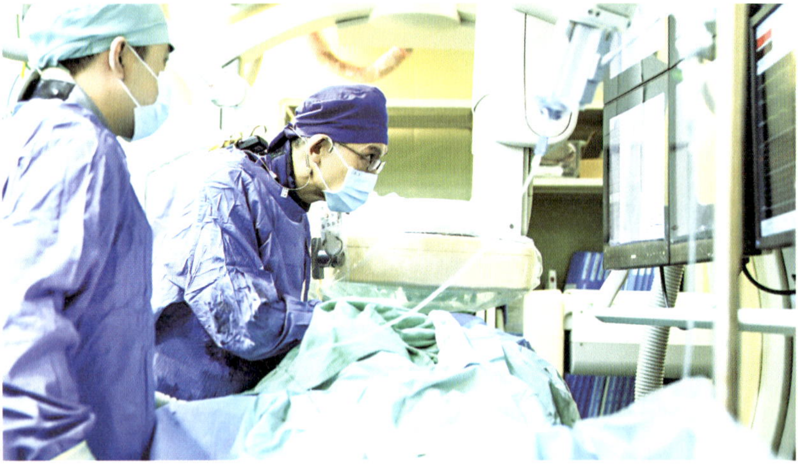

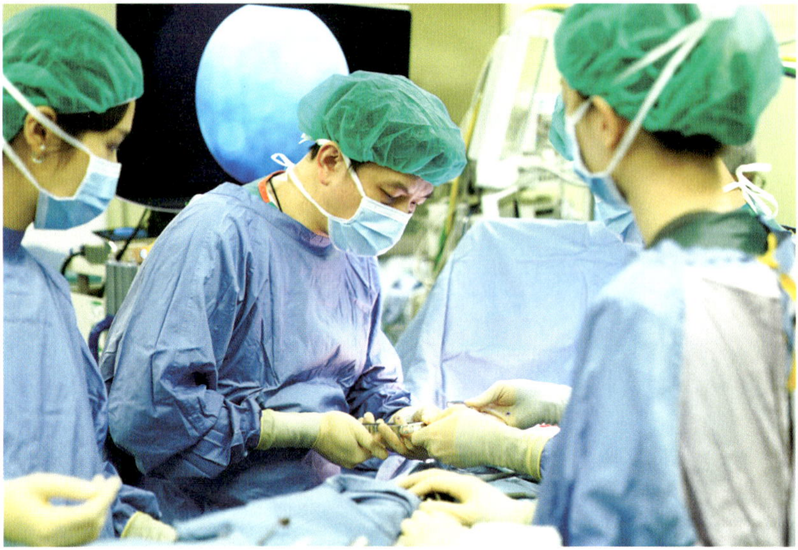

20	18
21	19

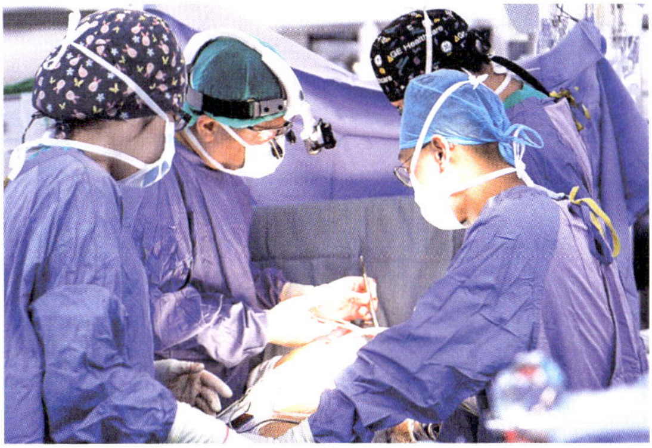

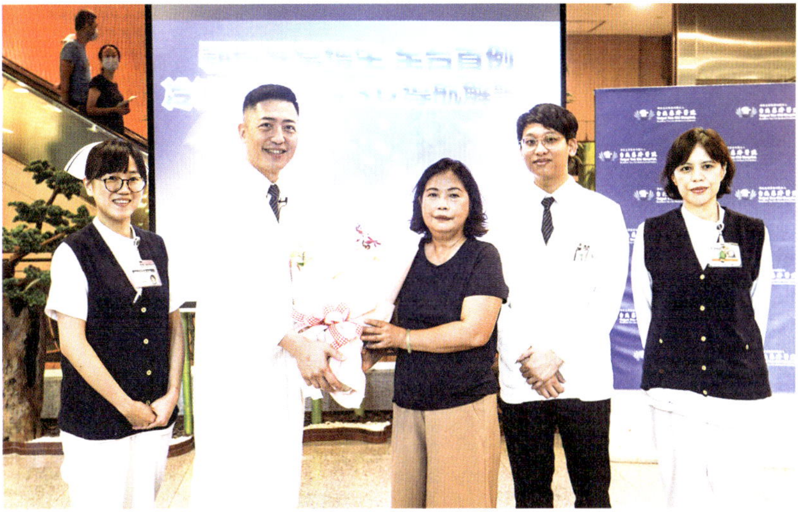

18 ｜不忍病人因糖尿病而截肢，周邊血管中心成功搶救超過 2,000 隻病足，心臟血管內科黃玄禮醫師完成國內首例外周血管內衝擊波鈣化病灶處理。（盧義泓拍攝）

19 ｜胸腔外科程建博醫師結合納氏微創手術與胸腔鏡技術，創新療法搭配標準化團隊照護，為漏斗胸患者提供更優質治療，團隊至今累積逾 1,600 例成功案例。（盧義泓拍攝）

20 ｜捨身菩薩成就大愛，讓捐贈者的愛與生命延續。截至 2025 年 4 月中，一共完成 22 例心臟、11 例肝臟、69 例腎臟及 59 例眼角膜移植，為眾多病人帶來新生的希望。2024 年底，臺北慈濟醫院成功在同一天完成四例移植手術，包括心臟、肝臟及兩例腎臟移植。圖為心臟移植手術。

21 ｜因病情惡化，纖維增生部位蔓延，導致張女士（中）左側顳顎關節融合鈣化，嘴巴幾乎無法張開，經常痛到難以入睡，嚴重影響生活品質。在口腔顎面外科許博智醫師（左二）的妙手下，她成為臺灣首次將冷凍治療應用於顎骨的案例，院方舉辦出院記者會。（連志強拍攝）

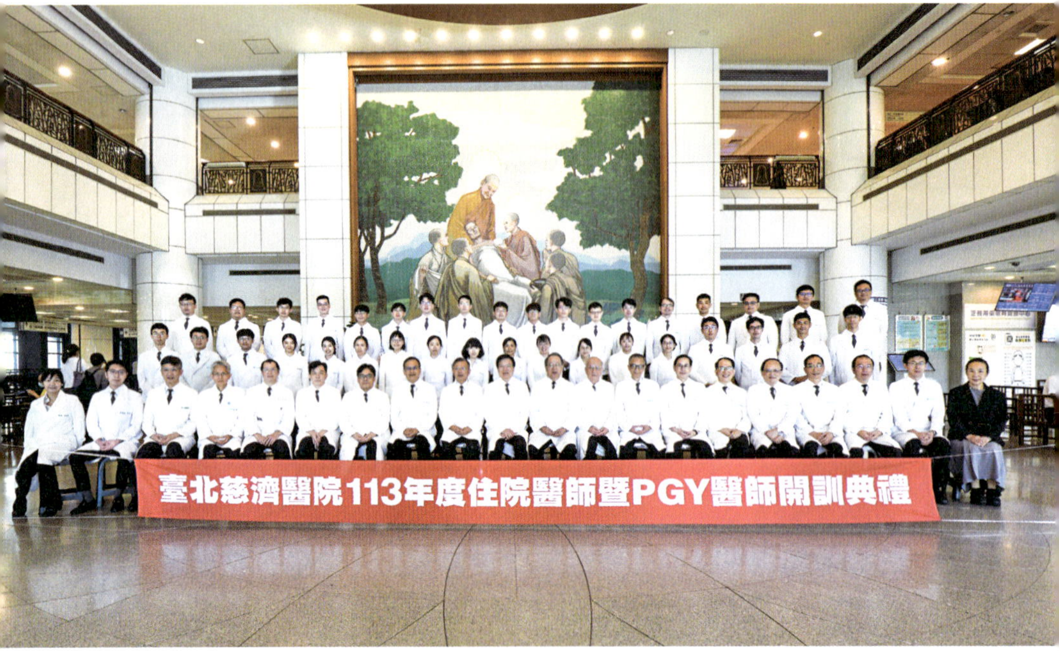

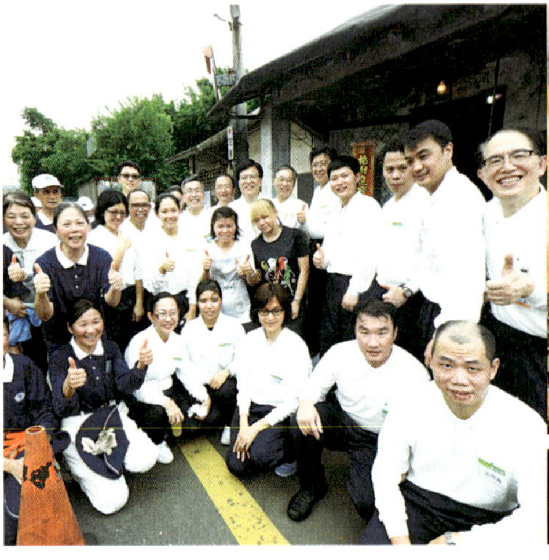

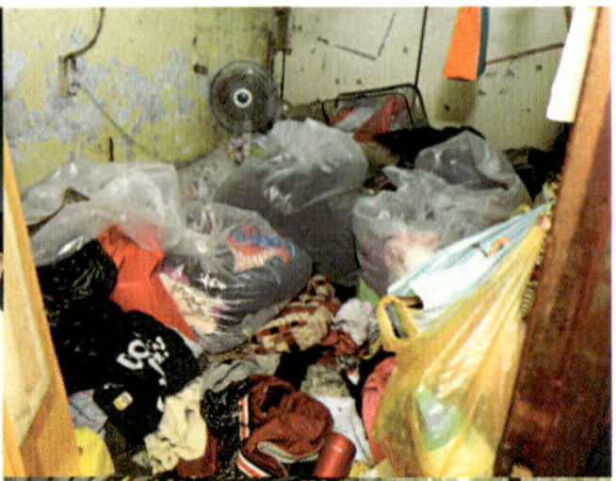

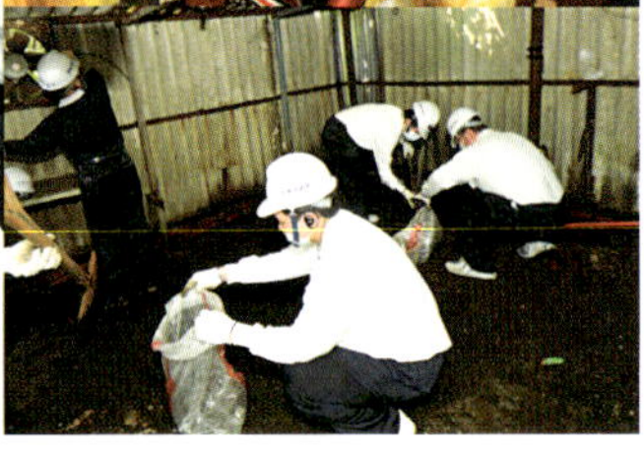

24 22
25 23

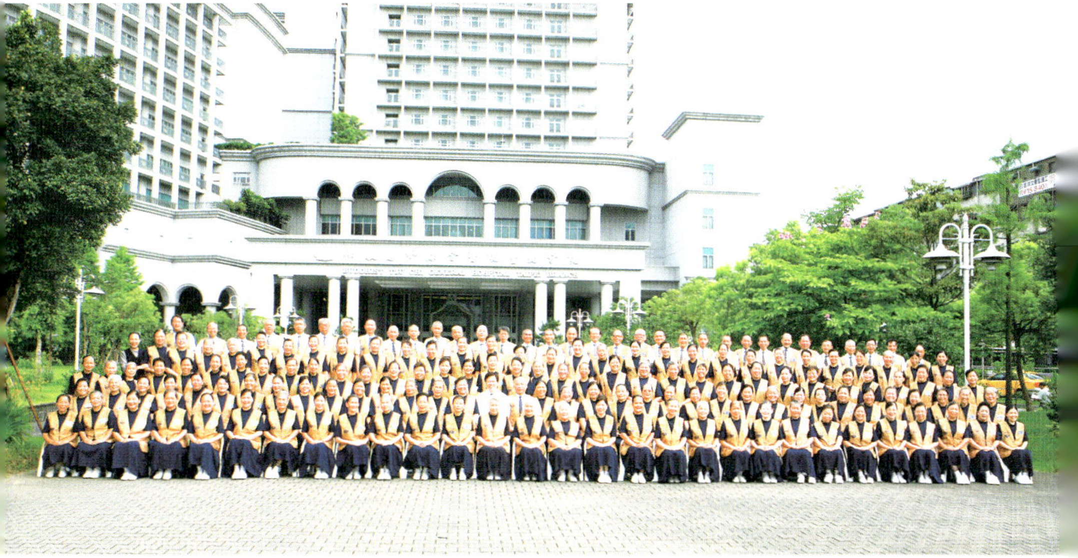

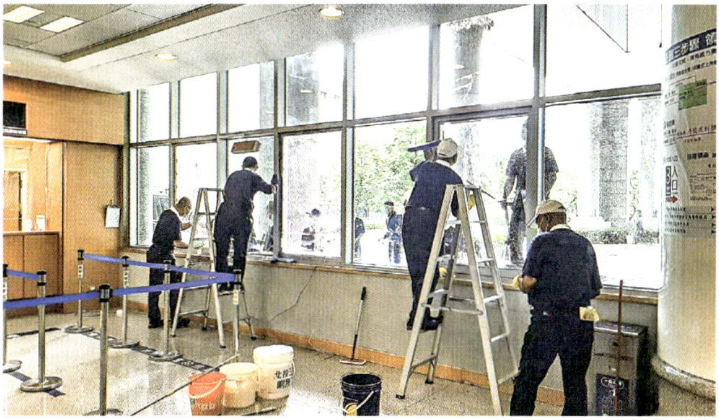

22 ｜臺北慈濟醫院 113 年度住院醫師暨 PGY 醫師開訓典禮，院方規劃詳盡課程，讓學員在正式步入臨床前有更扎實的準備。（范宇宏拍攝）

23 ｜ 2012 年起（疫情期間除外），每年辦理迎心傳愛新人營，在師長陪伴下，新進同仁前往弱勢案家進行環境打掃，提供衛教與關懷，培養見苦知福、視病如親的精神。（臺北慈濟醫院提供）

24 ｜真誠關懷、醫路相伴，恆持一念心在醫院服務，證嚴上人教導「付出無所求，還要道感恩」，醫療志工以愛鋪路，以同理與慈悲來陪伴病人與家屬，和醫護共同打造有愛與溫度的醫院。（陳倪旺拍攝）

25 ｜慈濟志工多次前來醫院「吾愛吾家」大掃除。從天花板到牆角、病床到廁所，所有能拆解的設備都逐一清理，不放過任何細節，齊心協力，只為給病人與同仁最乾淨、舒適的環境。（臺北慈濟醫院提供）

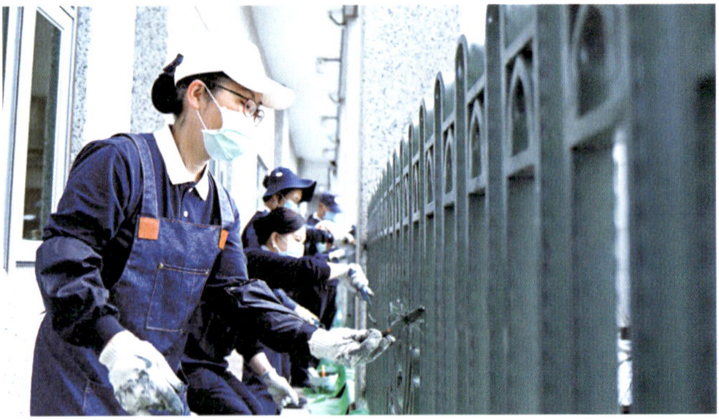

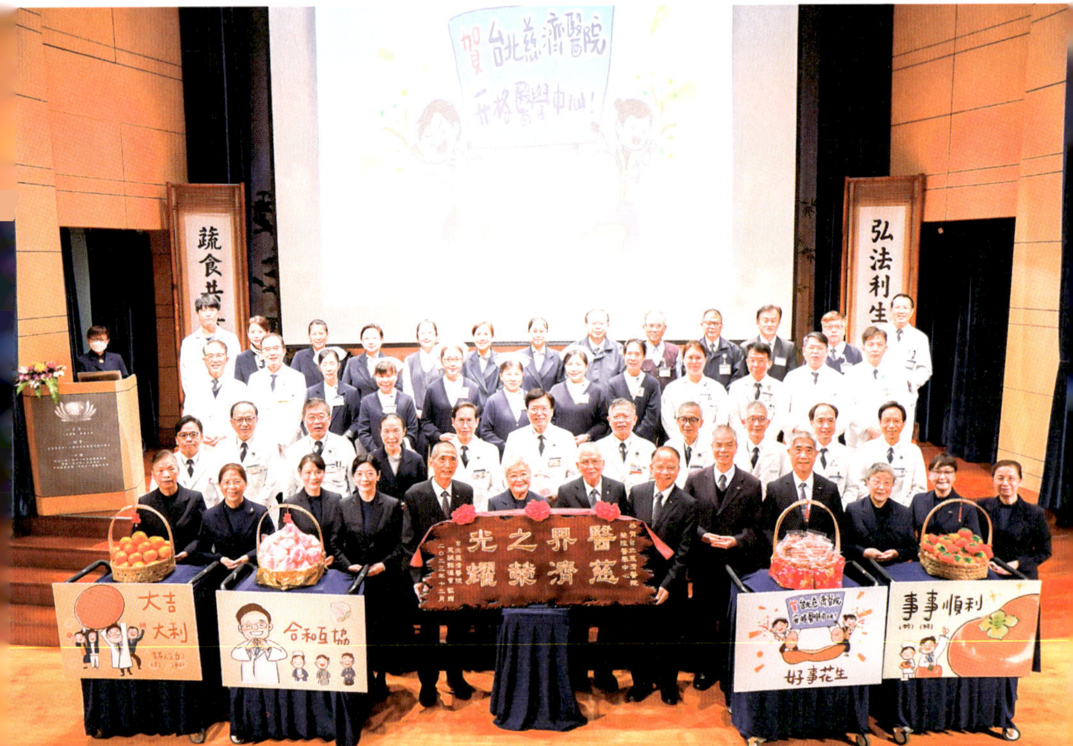

28 26
29 27

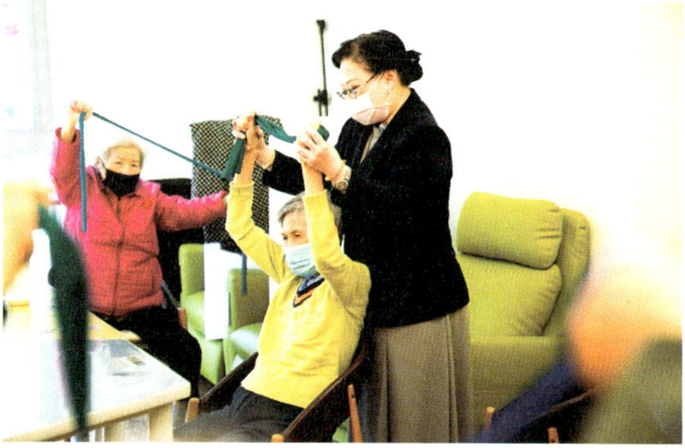

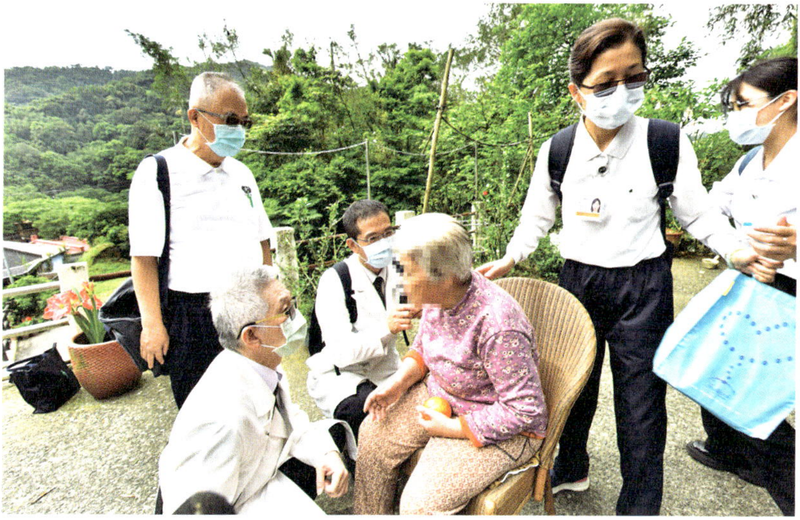

26｜2023 年 3 月 20 日至 4 月 6 日，慈濟志工針對全院約 7 公里長的欄杆進行大規模除鏽與油漆作業。以鐵板夾住鏽蝕部位，再塗抹除鏽劑，待藥劑發揮作用後清除鏽斑，最後重新刷上防鏽漆與保護漆，使其煥然一新。（盧義泓拍攝）

27｜法親即家人，醫院每個單位都有慈誠、懿德爸媽的關心與陪伴，醫院活動參與、人文帶動、防疫關懷等，時時刻刻給予醫院全方位的支持。一個微笑與鼓勵都能帶給同仁無限愛的力量。（盧義泓拍攝）

28｜2020 年 10 月 19 日設立「臺北慈濟社區長照機構」，整合醫療資源與長期照顧，提供長者細心、熱心、耐心、用心、愛心及安心的「六心級」在地安老服務，李孟蓉副主任是團隊邁向成功的關鍵主管。（盧義泓拍攝）

29｜2018 年至 2022 年，失智共照中心李嘉富醫師（前左）與偏鄉衛生所、人醫會、志工團隊及失智據點等人員合作，建構愛的連結網，讓長者「記得快樂，預約幸福」。（臺北慈濟醫院提供）

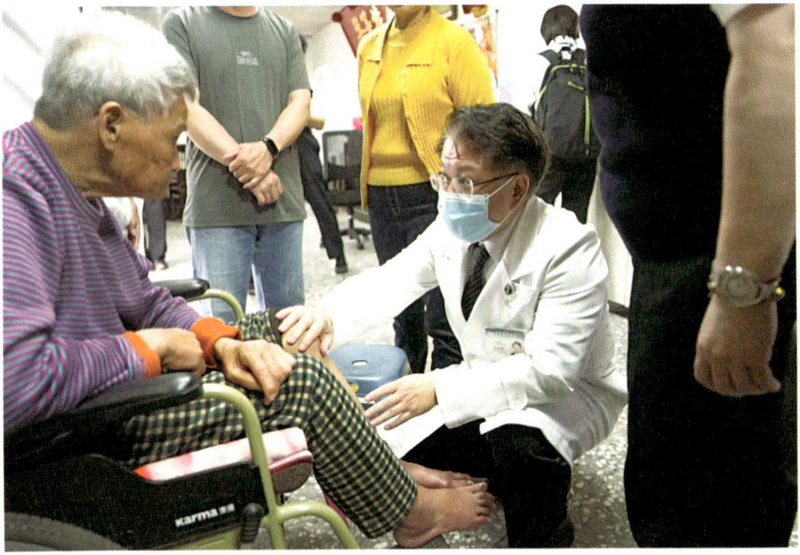

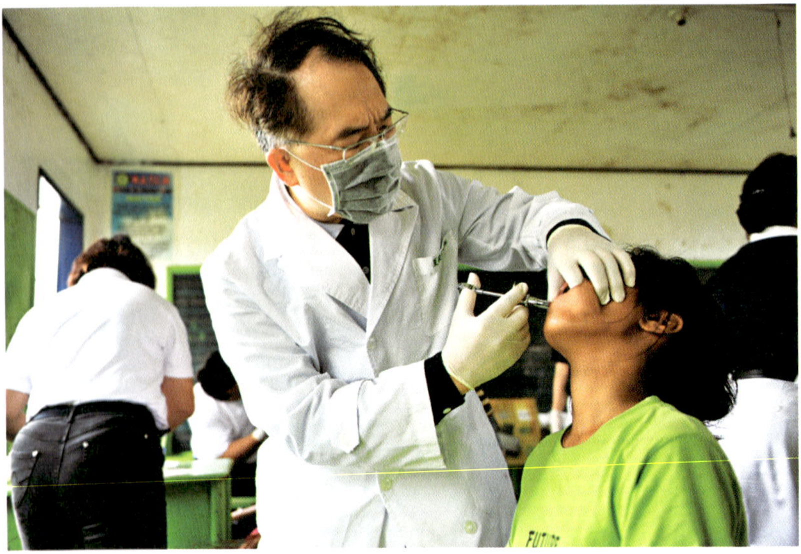

30 | 中醫部承接衛福部「中醫優質發展計畫」之「建立中醫社區健康照護網絡計畫」，每週三下午定期於平溪衛生所義診，提供在地鄉親便利醫療。圖為吳炫璋醫師前往案家往診，關懷長者健康。（盧義泓拍攝）

31 | 2013 年海燕風災重創菲律賓中部，臺灣、菲律賓慈濟人醫會前往萊特省帕洛鎮（Palo）舉辦義診，臺北慈濟醫院共 11 位同仁隨行。圖為牙科部夏毅然醫師為民眾診療。（陳國麟拍攝）

30
31

用愛跑出第一棒

臺北慈濟醫院的人文醫療之路

趙有誠院長及醫護團隊——口述
邱淑宜——採訪整理

目次

第一部　打造北臺灣醫療之舟

第三部　嚴峻挑戰，迎難而上

第四部

莫忘那一年那一人那一念

推薦序

以愛築起的醫療典範

釋證嚴　佛教慈濟慈善事業基金會創辦人

臺北慈濟醫院啟業二十週年了，這座匯聚無數善心人士期待的醫院，從啟業至今，時時刻刻都在發揮搶救生命的神聖使命；一磚一瓦、一草一木，都飽含了大眾對醫院的感情和期待。這座用愛砌成的醫院，「愛的醫療」是成立的初衷，也是莊嚴的使命。

一念初心，二十年如一日的守護

回想二十年前，在北區慈濟人的盼望和期待下，臺北慈濟醫院正式揭碑啟業。慈濟醫療志業跨入一個新紀元；北區靜思弟子和長期捐資護持慈濟的十方大德，終於等到這一天：「一旦病痛來磨，我們就近就有『一座大醫院』可以依靠，照顧我們的健康。」

啟業第三年，感恩趙有誠院長，也是師徒連心，他謹記師父的付託，一肩扛起領導臺北慈院方向的使命。從軍方轉換跑道到民間的醫院服務，或許師徒因緣前定，很快地就融入慈濟人文，以大家長的身分，視同仁如家人，大家同心立願服務病人，希望病人和家屬歡喜回家之際，留下溫暖、被尊重的記憶。

醫護行政同仁來自四面八方，性情有別、觀點各異，大家朝夕相處，各自的生命頻率慢慢有了連結，「服務病人，膚慰苦難」，是同仁共同的目標。尤其扮演「軟體中的軟體」的醫療志工，在各個角落溫言軟語服務病人和來院大德，成為醫院一道亮麗的風景，無數病人如願去除頑疾在此重生，臺北慈院的努力慢慢被大眾看見和信任。

攜手同行，寫下愛與堅持的故事

感恩臺北慈院醫護同仁都能抱持佛陀的慈悲本懷、菩薩的情操，視病如親、亦視病如己，不只搶救生命，還啟發心靈、提升生活品質、改善家庭環境。醫師付出專業的愛，病人回饋感恩的情，這種至真至善至美的醫病情，已在臺灣樹立起醫療人文的新典範。

尤其要感恩趙院長，也是師徒連心，師父輕輕地說：「臺北慈院可以試著參加醫學中心評鑑了。」他重重地放在心上，立時指揮全院各處室積極動起來，務必「使命必達」。

其實在師父的心目中，臺北慈院所有部門的主管和同仁不僅恪守崗位，還勇於自我挑戰，早早就達到醫學中心的層級了，在二〇一六年第二次挑戰醫學中心評鑑時，臺北慈院也達成醫學中心評鑑的所有條件，成為「準醫學中心」；全體同仁不以此為滿足，繼續精進，於二〇二四年，大家的努力終於被看見，繼花蓮慈院之後，臺北慈院正式升格為醫學中心，可謂實至名歸。

不畏艱辛，堅守每一條生命

「來者不鋸」，是臺北慈院的特色醫療之一，秉持「醫者父母心」，心臟內科黃玄禮醫師不捨糖尿病患者因為長期血糖控制不佳，最終走到截肢的命運。發心為周邊血管阻塞的病人疏通血管，必須穿上好幾公斤重的防幅射鉛衣，長期低頭作業的代價就是頸椎、腰椎、肩部都受傷而萌生辭意。這種「手工業」的代價太大了，院方很不捨，協助組織一支周邊血管中心團隊，「來者不『鋸』」，成了臺北慈院最有名的特色醫療。

經歷「八仙樂園塵爆」搶救傷患的淬鍊，臺北慈院同仁的默契和爆發力再次被看見。因為粉塵爆炸，緊急送來的十三名傷患都是年輕孩子，身上分別有大面積的燒燙傷，可說體無完膚。院方立刻組織跨科團隊，動用逾一百二十位醫護人員搶救，為傷患裝上葉克膜、洗腎機等等。除了一位重傷患不治，其他傷患都從鬼門關搶救回來。

二〇二一年五月，新冠肺炎疫情鋪天蓋地而來，確診者遽增，所有大型醫院的重症病床都滿床。臺北慈院上下繃緊神經，全力迎戰，一週內就新開四個專責病房，加上原來就備妥的一個專責病房，從五月到八月底，總共收治九百一十例新冠確診病人，為全國之冠；不曾拒絕任何一個上門的病人，收治後也不曾轉出任何病人到他院，憑著嚴謹的紀律，還可以做到院內零感染的新紀錄。

感恩有你，續寫生命中的善與光

感恩趙院長領導有方，副院長們和各單位主管，以及所有醫護行政同仁堅守崗位，面對百年大疫的洗禮，和大量傷患湧入的立即應變，所有同仁和志工菩薩都展現堅實又有紀律的團隊精神，為師是既感激又感佩！

今值臺北慈院歡度啟業二十週年的日子，面對瞬息萬變的疾疫，人人都要「敬天愛地」才能「廣聚福緣」。生命有限，慧命無窮；有幸在醫院為病人和來院的大德服務，這是廣聚福緣的好機會。祈願大家繼續精進莫懈怠，無限的祝福！

推薦序

大願力聚大因緣

林碧玉　慈濟基金會副總執行長

憶當年，原本為興建兒童復健發展中心而覓地。第一次在雅美師姊的引領下，穿過一條彎曲小巷，過小橋，立見圍牆高高圍起的工廠；左邊緊挨低矮三合院，按鈴，工廠守衛問何事？「找廖總經理喔！」

工廠變身，北慈有望

廖總親切表達，徐董事長因欲將工廠遷往大陸經營而讓地。為了珍惜過去在此發跡，而為土地覓新主。期待未來能充分發揮良能。而當我們表達費用大，恐無法購置時，經廖總請示董事長，願意讓我們無息分期五年付款。就這樣開啟臺北慈院矗立的良緣，令我們感動不已。

評估地處巷弄，病人怎能順利進入？經了解，原來此區域需鄰近地主同意，一起申請自辦土地重劃，才能開始規劃使用。我們只得另覓土地，希望明達公司能諒解並退回價金，明達欣然同意不索賠。幾經波折，歷經三進二出土地買賣，該公司均欣然協助，此等胸襟非常人也。

確定土地方向，有兩種方式推展，一者是合辦，二者購地自辦。二個方案均需所有地主同意方可啟動，缺一不可，其困難不言可喻。感恩當年包括劉立委、陳香樺師姊、陳裕明師兄及同修、林寬陽師兄等一起努力，其過程千迴百折、難可言喻。

停工復工，高樓隔震

因土地區劃為工業區，無法辦理都市變更，只好依據工業區可興建醫院的法規進行推動，過程艱辛無比、障礙重重。可是搶救生命、守護生命，守護健康、守護愛的使命，讓我們戮力以赴。尤其是在臺北的熱情醫師們，樂於參與、加入慈濟，這成為我們必須克服種種困難的推力。

北部醫學中心林立，慈濟以愛照顧弱勢，並做為志工們健康的後盾；如何在軟、硬體的規劃上，能與醫界先進並坐？於是聘請素以設計醫院為主軸的美國NBBJ建築事務所，與許常吉事務所合作協助規劃，將最新醫療領域設計的觀念，帶入臺北慈院。

在建照的申請過程中，土地自辦重劃同步齊進。唯有如此，才能打開門前的建國路，這是建國路開闢的關鍵。

於是，醫院可以動工了，然，九二一大地震發生了。看到中部地區一些醫院儀器受損等，在最需要救命的時刻，無法發揮搶救生命的功能。

證嚴上人不忍不捨，期待我們能努力，務必讓醫院與學校，兩種建築物不能倒；才能真正守護希望、守護生命。所以團隊研究了隔震系統應用於臺北慈院，據專家稱，這是創高樓隔震的先驅。

醫院工程的進行，延續中部援建學校工程的精神。感恩北區的師兄師姊們照顧工地菩薩，將工地人文帶向一個令人敬佩的境界。每每看到工地菩薩，充滿笑容走入工地，穿過「入門行善，出門造福」的對聯。日日熏習、領悟良多，改變了自己也改變家庭，這是工程進行的動力，也是創造愛的氛圍，最重要的磐石。

籌備工程因外在的困頓，已延宕多時；因此多管齊下，加緊工程的推動，開展聘請醫護、專職人員。惟，先到花蓮培訓，人人卻步。

有緣有志，共組團隊

眼見大部分困難已解決，訂定二〇〇五年啟業，於是二〇〇四年開始與過去有緣，富愛心、具專業，且已有教職的朋友們，相約在新店，敘述願景與核心價值。各醫學中心各領域專家，均接觸商議，但醫師的異動事涉寬廣。

得知林坤榮醫師有異動的念頭，因此邀請前來。非面談而是談未來，雙方相談甚歡，於是請他負責放射科規劃，包含人員聘任，他感覺到我們的尊重與授權，欣然同意。

接著與曾經在花蓮慈院支援的心臟內科柯毓麟教授見面，心臟專科的臨床很重要，可是教學傳承與研究更重要，柯醫師開始籌組心臟內科，並邀約心導管高手張恒嘉醫師參與。令人感動的是，有九位醫師願意共同來打拚未來。

胸腔內科曹昌堯教授有管理的經驗，經團隊商議，聘為副院長。他已招聘了八位胸腔內科醫師前來。無論哪位醫師，都是以尊重生命及提升專業為重點。

比較特殊的是腎臟科洪思群醫師，剛完成總醫師訓練，並考取專科醫師的執照，年輕尚無教職，但研究論文已發表於具影響力的國際期刊上，潛力極大，對於該科的未來有願景，幾乎是當年破例聘請的，如今年紀輕輕已是教授，據悉兒子亦是醫學生。

愛的醫療，堅守願力

還有許許多多各科醫師，我們對臺北慈院的共識，是未來北部最重要的、愛的醫療。當然專業是本分，但是基礎醫學也需共同並進，所以一開始就創立了研究中心。當年很多先進問我，臨床才剛起步，這種投入適當嗎？我的回應是，上人重視臨床，更重視研究創新，加上教學才是永續的未來。

我們欣喜前來服務的醫師，已經走在這條路上了，怎能不支持他們呢？這才是慈濟醫療及病人之福，如今他們各個守在當初的願力上，怎不令人感動與感恩呢？

當然，最最感恩的是北區的師兄師姊們，安排場所，創造溫馨的環境，讓前來面商的人有初步的體會。我們共同的願：大家走入慈濟不是經營醫院，而是耕耘一個身心靈生命的未來。

永遠不會忘記護理的安娜，在工程及籌備期間，尤其是醫院啟業後兩年多的期間，我每個星期幾乎有三天守在醫院，看到安娜總是最後一個將燈關掉才離開的人。另一個特別是她柔軟的態度，間接帶動護理同仁以柔軟的心呵護病人。還有晶惠、勝昌、少甫，許許多多同仁，限於篇幅，我無法一一贅述。

趙院長守護醫院如己命

感恩趙有誠院長人如其名，從第一次在忠孝東路臺北分會與他見面，溫文爾雅謙和的態度，直到今天亦如是。他以誠意守住對上人的承諾，照顧法親如至親，守護醫院如己命。「家」的溫度與氛圍，對同仁如兄、如父、如友，帶領同仁一棒接一棒，朝向既定目標努力。尤其是取得醫學中心的資格，在北區幾乎是不可能的任務。他帶領同仁，讓所有專家給予我們最大的肯定。

當然，無論是八仙塵爆救治的過程，或是 COVID-19 襲來的巨浪，若無菩薩的智仁勇，以及「我不入地獄，誰入地獄」的決心？怎麼可能乘風破浪而竟全功？這是醫界最大的震撼，是衛福部及新北市政府面對艱困的疫情時，最大的依靠。這是一個人性重要的新里程碑，也是上人的德行感召。

盤點生命，字字感恩

我跟趙院長用心相契，很少談天。疫情期間，我不能上臺北，但每天傾聽他敘述醫院動態，傾聽他面對的壓力與感動。除了傾聽加上感恩與感動，心裡的澎湃也難以形容。真的非常敬佩，他與同仁們如壯士慨然，蕩蕩赴戰場，每個人似乎與自己生命告別，只為了搶救非己親的生命，怎不令人震撼呢？

時光飛逝，轉眼二十年，盤點過去是我生命重要的一環。時光的積累，讓臺北慈院各科各有特色，但與醫界最不同的是愛。我記得在二〇〇〇年的時候，梅約醫院的執行長來參訪，他抱著醫院的圓柱說：「這裡比梅約更梅約，我們應該來學習。」那一刻，大廳的鋼琴聲優雅，病人帶著笑容合音，可能LDR產房正有新生兒出生，第一時間即接觸到欣喜的歡迎聲。

莫忘初心，與時俱進

值此迎接二十年慶的重要時刻，看到同仁在本書中暢述心情，非常非常感動，這有別於一般的特刊，字字都如愛的流動樂音，因此期待：

一、莫忘初心，並勇於表達與傳承，初心不變，成佛在眼前。

二、與時俱進，接軌醫療專業的脈動。勇於嘗試、面對與挑戰，激盪出青出於藍更勝於藍，成為醫界的領航。

三、科技趨勢，ＡＩ是工具，我們要用愛溫暖它，而非被駕馭。
四、世界是平的，國際化是必然，提起勇氣，培育走向世界的人才。
五、國土危脆，世事無常，盡世界公民的責任。
六、佛心師志，入靜思法脈，弘揚慈濟宗門，永續愛的願行。

最後要感恩過去一同走過、一起克服困難的法親們，例如慈妙與廖太太等，還有一位很重要、已遠離可能已再來的宋篤志師兄。還有麗華師姊一直守在大家的左右，她是箍桶，有她真好，但是有大家更好。

無限感恩趙院長以誠帶領，祝福臺北慈濟醫院，領航愛的醫療，有無盡的二十年。

推薦序

醫愛二十展榮光

林俊龍　佛教慈濟醫療法人執行長

臺北慈濟醫院轉眼已啟業二十年了！在醫院啟業前先舉辦義診活動，是從慈濟第一家醫院佛教慈濟綜合醫院啟業時就立下的傳統，二〇〇五年臺北慈院亦是，當時我是大林慈濟醫院的院長，特地從嘉義大林北上，參與臺北慈院啟業前的關懷義診，各慈院的資深醫師都前來共襄盛舉，北區慈濟人喜不自勝。啟業當天，證嚴上人親臨，安放「守護生命的磐石」，為慈濟醫療在北部開啟新頁，而臺灣與海外慈濟志工齊聚一堂，歡喜送上祝福，讓人記憶猶新。

都會不缺醫療，缺的是「有愛的醫療」

位處於臺灣北部新北市新店區的臺北慈院，是慈濟醫療志業在人口密集都會區的第一家醫院，為什麼慈濟會在醫療資源相對密集的地方蓋醫院？首先是因為慈濟的志工與會員在北部是最多的，慈濟的花蓮、玉里、關山、大林院區都地處偏鄉，無法照顧到北部的慈濟人。另一個重要目的，就是要推展「慈濟式的醫療」。

慈濟式的醫療，強調「以人為本」、「以病人為中心」的理念。醫院的營運方式不以醫院本位主義為出發，而是考慮病人的需要，例如臺北慈院醫療團隊結合社工與志工，經常走出院區，關懷弱勢病人，或到慈濟環保站關懷環保志工的健康。

而慈濟醫院的經營管理也是先以病人為中心做考量，凡事從病人的角度出發：「把幸福、美滿、快樂留給病人，困難、壓力、責任留給自己。」這就是慈濟醫療人文最好的展現，當醫療專業能以愛出發，就能做到全人關懷，達到身心靈的療護。

堅實堡壘，護守公衛

二十年來，臺北慈院在大臺北地區，成為公共衛生非常堅實的醫療堡壘，其中最重要的兩大事件，一是八仙塵爆，立時啟動全院大量傷患機制，搶救十多位中重度燒傷患者，並增設負壓隔離病房，搶救傷者。而在地方衛生機關及社區慈濟志工的協助下，臺北慈院全院同仁完成了不可能的任務。

其二，COVID-19 新冠肺炎疫情嚴峻期間，除成立專責隔離病房，「一個都不能少」，盡力收治染疫病人，包括失智長者、產婦、身心狀況有異等病人，只要有床位，來者不拒。不但運用創意手法照顧失智阿嬤，亦為確診孕婦接生，保母子均安。此外，舉凡配合中央主管機關的防疫、抗疫、快篩、疫苗施打等公衛政策，臺北慈院無役不與，其中，疫苗施打除了在醫院內為來院大德注射，更至新北市五處慈濟靜思堂為社區鄉親施打，後來還前進校園，總施打量累計達三十九萬六千零三十五人次。

勇於接受挑戰，通過醫中評鑑

臺北慈院在趙有誠院長的領導下，全院同仁不斷地迎難而上，同心協力對抗新冠疫情之後，緊接著準備二〇二三年的醫學中心評鑑。終於開心聽聞好消息，二〇二四年初臺北慈院升格成為醫學中心，醫療專業服務品質受肯定，更重要的是，二十年來持續施行有溫度的醫療，獲得所有評委的認可。

值此二十週年，回顧臺北慈院歷年來所獲的獎項與表彰，實為慈濟醫療之光。感恩趙有誠院長帶領臺北慈院全體同仁，步步踏實行在慈濟醫療的菩提大道上，恪遵證嚴上人對醫療志業的期許——已成為「守護生命、守護健康、守護愛」的堅定磐石。

自序

我心目中永遠的「第一棒」

趙有誠　臺北慈濟醫院院長

二〇二五年五月臺北慈濟醫院啟業正滿二十年，經過二十年時間的淬鍊，臺北慈院已是一所全方位承擔醫療重任的醫學中心了。

回想二〇〇七年十月，我在忠孝東路臺北分會第一次見到林碧玉副總及喬麗華主祕，聽她們娓娓道來上人籌建慈濟醫院的艱辛歷程以及上人對醫療志業的期許，十分感動。之後有幸在花蓮靜思精舍拜見上人，非常認同上人「以人為本，尊重生命」的醫療理念，於是下定決心加入慈濟追隨上人，這也徹底改變了我人生的旅程。猶記得二〇〇八年二月二十九日傍晚在臺北慈濟醫院國際會議廳，林副總代表上人向全院同仁介紹新任院長，那是我生命中一個重要的時刻。

過去我與慈濟毫無因緣，當時也還不是佛教徒，雖然久仰證嚴法師，也在國防醫學院聽過上人的演講，但是不曾想過自己會與慈濟有交集，醫學院畢業後的二十七年就都在三軍總醫院工作。初到臺北慈院的新環境，要學習的事情真的難以計數。當時臺北慈院成立尚未滿三年，醫護行政同仁來自各個醫療體系。不但要融合大家的優點，建立工作默契，還要修訂各種標準作業流程與行政規範，更要招募懸缺的人才，我自己也要從基礎開始「學與覺」，用心體會慈濟人文之美並且身體力行。每天早起晚睡，半夜也常常再進醫院與基層醫護互動，發現問題、了解需求，日子充實而忙碌，彷彿只剩下呼吸的時間。

風雨同行，在挑戰中堅守初心

二〇一〇年五月，是臺北慈院五週年慶，在慈悅師姊的規劃下，四大志業鈞長及各個慈濟醫院的院部主管、醫療志工以及當年參與建院的慈濟家人們，在典禮中共同見證了北慈華路藍縷、創業維艱的啟航過程。

還記得當天在醫院前的廣場上，主管們欣喜地騎著協力車進場，同仁們身著白色運動衫，精神抖擻地跑入院區前廣場，接著排出一個象徵互愛合心的「人」字圖騰。司儀一聲令下，大家單手舉起搭在前面同仁的肩膀上，我在「人」字形的最前面，要在一個節拍時由半蹲展開雙臂緩緩起身，仰頭向天。雖然慈悅師姊已有多次叮嚀什麼口令做什麼動作，但是當時左手搭在我左肩上的林俊龍執行長，還是在我應該緩緩起身的口令時，輕輕「提攜」我的肩膀，打了一個溫馨的暗號。

五週年的典禮讓我記憶猶新，包括我及許多同仁，就是在這樣愛的氛圍下，由同事變成朋友，再變成慈濟一家人。

醫院裡，大家日日夜夜都在手術室、診間、急診中，守護著生命，但是「大事件」才更凝聚了同仁的向心力與默契。這包括了歷次的醫院評鑑、八仙塵爆、國際賑災、新冠疫情等等。二〇一五年醫院滿十週年時，正逢尼泊爾大地震，院部主管分批前往災區義診賑災，最後一批才剛回臺，次日晚間就遇上八仙塵爆搶救傷者的任務，所以十週年我們的院慶很低調。十五週年時正逢新冠疫情，慶祝活動也因不宜聚眾，只有相對簡單的頒獎典禮。

回想起自二〇〇八年三月一日擔任院長至今，心中真有說不盡的感恩。在上人的教導下，「做中學、學中覺」，我逐漸體會了上人所描述的「付出無所求」的慈濟大愛精神。我非常愛臺北慈院，也愛全院共同努力的家人們，愛一路護持臺北慈院、疼愛臺北慈院，也把生命託付給臺北慈院的慈濟家人，更愛每一位苦難的病人，因為所有我愛的，都是上人所愛的人。不單是因為上人的叮嚀，而是我「做」「學」「覺」後發自內心真誠的愛。

追求卓越，用愛與汗水跑出第一

二○二五年四月一日的凌晨，我自己躺在9B的病床上，徹夜未眠為這本新書想了一個名字「用愛跑出第一棒」。我們所有人都是上人第一代的弟子，我們是臺北慈院的第一棒，大家齊心努力跑向卓越，用心用愛跑向上人心中的理想境界，上人的愛與智慧如同明燈導引著，我們的團隊盡心竭力地向前奔跑，但毫不倦怠，珍惜有限的光陰，留著有價值的回憶。我們這一棒還要虔誠慎重地廣傳，確保永續發揚，不只專業，更有人文，要以恭敬無私的願力讓慈濟級醫療發揮更大的影響力。

我們大家在過去二十年也真的跑出了許多「第一」棒。比較近期的包括二○二一年新冠疫情突然在北部大爆發，臺北慈院同仁發揮捨我其誰的精神迅速投入搶救病人的防疫任務，除了降載常規醫療工作，立刻準備出五間防疫專責病房、三十二間負壓隔離加護病床，還承擔了一間白金防疫旅館、六處疫苗注射站的工作，每天兵分九路，竭盡全力，積極抗疫。當年臺北慈院收容九百一十位新冠病人，是全臺收治病人最多的醫院，榮獲衛福部陳時中部長親自頒獎表揚。

更不可思議的是，我們收治了如此多的病人，卻是唯一沒有院內感染的醫院。這些除了感恩同仁們嚴格遵守防護作業規定，完全沒有漏洞，還要感恩上人連續四十四天在花蓮坐鎮，清晨就開始與四大慈濟醫院視訊會議，關懷大家面臨的挑戰與需求，不僅立即提供物資的協助，還日日由精舍送來熱熱的佳餚，補充大家的體力，也溫暖了大家的心。我記得上人每一天都會提醒我們，醫護同仁如同守城的大將，一定要穿好盔甲（防護裝），才不會讓病毒侵入。當時只覺得是長輩心疼大家勇敢站在第一線抗疫，事後想起來，「完全沒有同仁染疫倒下」才是大家士氣高昂、成功圓滿的重要關鍵。

二〇二三年成功通過醫學中心的評鑑，並於二〇二四年初由衛福部公告成為醫學中心，也是我心目中臺北慈院的「第一」棒。由於醫學中心數目限制的政策，原來醫學中心評鑑的規定，就是必須評鑑成績超越原有醫學中心級的醫院，才得以一上一下的方式升格醫學中心。我們參與醫中評鑑的初衷，除了向評鑑委員展現我們努力的成果，也希望藉由委員的專業，了解我們在教學、研究、醫療的哪些細節可以再精進。但最後成績公布時，成了全臺報紙的頭版新聞，臺北慈院打破紀錄，成功升格醫學中心了。當時全院同仁、全球慈濟人，還有上人及師父們，一定都為這個得之不易的肯定，欣喜而感恩。第一時間接到林副總通知我這個好消息時，我有幾秒鐘激動得說不出話來，這個「第一」棒是大家用愛跑出來的。

每一位同仁與志工，都是我最驕傲的夥伴

我們臺北慈院每個單位的懿德爸媽，也是上人安排的「第一」棒，從啟業之初一直到現在，還有未來，就是我們親愛的家人，陪伴著臺北慈院努力茁壯。大北區的慈濟人更是臺北慈院「用愛跑出第一棒」的陪跑者，除了醫療志工每日在院協助病人，醫院優美的環境景觀維護、修橋鋪路、設置防疫站的工程，處處都是大北區慈濟志工「付出無所求」的愛。臺北慈院的醫療

人文氣息，還有花藝、音樂、書畫、三合一志工來加分。

臺北慈院的所有同仁都認真努力，歡喜且感恩地跑著「第一棒」。我們感恩病人把生命託付給我們，醫護團隊竭盡心力地為病人設想，絕不輕言放棄。

我們心腎肝、角膜骨髓全方面的移植團隊，就是因應病人的需求應運而生；來者不鋸的周邊血管團隊、守護巴掌仙子的兒科團隊、顏面創傷的口腔外科團隊、肺癌治療內外科團隊、復健肺功能的胸腔科團隊、大角度脊椎側彎矯正、困難足踝手術、膝關節守護的骨科團隊、開腦的神外團隊，精湛內視鏡治療的胃腸科團隊、急診葉克膜的救心團隊、發現眼蟎蟲的眼科團隊、達文西手術的泌尿科團隊、漏斗胸矯正的胸外團隊、破解疑難雜症的免疫風濕團隊、搶救重症的加護團隊、第一線的急診團隊等，他們視病猶親的醫病情，常常感動我，也成為我四處分享的故事。

醫院中有超過兩百種彼此不能取代補位的專業人員，他們各司其職，每一位線上同仁都有各自的才華與優點。

這一棒，我們會一直跑下去

臺北慈院就在大家呵護培育下二十歲了，正是英挺少年，可以承擔更多醫療重責大任。期待在未來百年千年，臺北慈院如同磐石，永遠矗立，帶給所有的病苦希望，特別是求醫無門的弱勢族群。

臺北慈院生日的前夕，我正巧躺在病床上，親身感受護理師們的關愛，她們還依照臺北慈院照顧病人的常規，盡忠職守地對我做「情緒量表」測驗，一點都不馬虎。影像醫學部團隊、泌尿科團隊、麻醉醫護團隊、手術室的同仁，還有我的主治醫師蔡主任對我體貼用心的安排，令我深深感動。

這本新書發表的時刻，我應該已經術後康復了，以自己化身癌症病人領會臺北慈院對病人「第一棒」的愛，對我來說也是見證臺北慈院二十有成的一份生命禮物。

最後我要向上人表達無上的感恩，感恩上人給我參與學習、受教成長做院長的機會，感恩十七年來所有幫助院長度過順境及挑戰的貴人們，特別是林碧玉副總、林俊龍執行長夫婦、張聖原策略長、詹啟賢主委、張文成副執行長、北慈的副院長們、全年無休的喬主祕、所有盡忠職守的行政主管，還有精舍師父們、全球慈濟家人，您們都是上人口中的人品典範，我學習的標竿。當然最要感恩我家李菁薇師姊與我同師同道同心，默默做我的後盾，給我支持鼓勵與照顧，還給我兩個乖巧的千金寶貝。

「用愛跑出第一棒」如上人開示：我們是用生命走入生命，「用愛跑出第一棒」，一起見證臺北慈濟醫院，正邁向上人心中「守護生命、守護健康、守護愛」的境界。臺北慈濟醫學中心，生日快樂！

您是我心目中永遠的「第一棒」！

第一部

打造北臺灣醫療之舟

二十年前，慈濟醫療之路鋪進臺北，臺北慈濟醫院在新店拔地而起，成為北臺灣重要醫療方舟。

華路藍縷，回溯從舊工廠廠區到成為生命殿堂的過程，方知慈善志業興建一家新醫院多麼不容易，尋址覓地是一段從無到有的歷程，落成啟業充滿從零開始的艱辛。儘管系統還在優化，醫護人力也還沒有全數到齊，但沒有緩衝期，臺北慈院一開院就得全力衝刺，醫護總動員照護蜂擁而至的病人。

走過前期的兵荒馬亂，啟業第三年，第三任院長趙有誠就定位，成為最重要的領航者，用跑第一棒的心態，帶領全院同仁，以慈濟人文為本，在這條用愛鋪就的醫療之路上，奮力向前奔跑。

第一章

從無到有，一磚一瓦皆是愛

慈濟醫療志業的發展，從一間小小的義診所開始，逐步擴展到今日的規模，這是一條充滿愛與關懷的道路。

——證嚴法師

一九七二年，證嚴上人在花蓮市仁愛街成立「慈濟功德會附設貧民施醫義診所」，成為慈濟醫療志業的起點，慈濟醫療之路從這裡開始鋪展，從花蓮往南，玉里、關山，繞過南臺灣到嘉義大林，陸續成立慈濟醫院，繼續往北延伸，二〇〇五年五月八日，坐落新北市新店區的臺北慈濟醫院落成啟用，慈濟醫療之路鋪進臺北，是北臺灣唯一的慈濟醫院，重要性不言可喻。

為什麼臺北需要慈濟醫院？

大臺北地區醫療資源豐沛，新店又以一橋之隔緊鄰臺北市，因此當年慈濟規劃興建臺北慈濟醫院，社會出現質疑與批評的聲音，臺北有必要再新增醫院嗎？

在臺北設立慈濟醫院，是證嚴上人多年心願，目的不是跟既有的醫院搶病人，而是希望將慈濟特有的醫療人文帶到臺北，進而擴展出去，帶動愛的醫療。

上人這個心願的背後，有一個故事。

多年前，上人到臺北一家大醫院探視一位因罹癌而須動手術的弟子，走到病房外時，聽到弟子在裡面喊著：「我不要，我不要，很痛！」醫師生氣斥責：「妳是醫生，還是我是醫生？」之後病房內傳來醫師大力操作器械的聲響，夾雜弟子的哭泣聲。

沒有愛的醫療，多麼令人恐懼、痛苦，上人站在外頭很不捨，但不敢馬上進病房打擾醫師，醫師離開病房後，上人趕緊進去膚慰弟子，只見弟子淚流滿面，一臉委屈及無奈。當時上人正在籌劃啟建花蓮慈濟醫院，募款不易，但更堅定上人的心志：一定要興建以慈濟人文行醫且兼備醫療專業的醫院，而且不止一家，裡頭醫護人員所有醫療行為，都以愛為出發點，聞聲救苦，不只治病，還能撫慰病人的心，讓臺北大醫院那令人痛心的一幕不再上演。

因此在上人心目中，臺北是慈濟醫療體系藍圖中不可或缺的重要據點，上人曾向慈濟人許諾：「將來在臺北會蓋一所愛心一流的醫院。」

臺北慈院副院長張耀仁是花蓮慈院啟業的先鋒之一，參與臺北慈院籌建，並在臺北慈院啟業時調任到此服務。回顧二十年前大臺北地區醫療資源分布情況，他指出，雖然大醫院多，但都集中在臺北市，新北市當時還未升格直轄市，雙和醫院也還沒興建，新北的坪林、石碇、深坑、烏來、新店、中和、永和、三峽等區，並沒有醫學中心等級的醫院，急重症患者仍然需要轉送臺北市救治，遇交通壅塞可能耽誤病情。當年上人選擇在新店興建慈濟醫院，意在補足新北醫療資源較不密集區域，同時負有在城市都會區傳遞慈濟醫療人文的責任。

但興建醫院需要面積夠大且完整的土地，這在臺北是何其困難啊！弟子們為了完成上人的心願，奔波覓地、洽商，臺北慈院從找地、購地、施工、落成、啟業，歷時十年，是無數慈濟人眾志成城的結果。

工廠變身拯救生命的殿堂

為了找地，北區慈濟志工卯足了勁，後來決定以北區志工林雅美先前為興建兒童復健發展中心而覓得的新店明達工業公司舊廠區做為建院基地。這塊地是林雅美透過同學的先生、在商界擁有人脈的周俊雄協助，找到新店明達工業公司的舊廠區，上人特地從花蓮到臺北，與基金會副總執行長林碧玉帶著志工看地，認為地點頗佳，便展開和地主明達工業公司的接洽。

明達公司從事塑膠工業，在一九八〇年代將生意逐步轉往大陸，一九九五年工廠全面停止運作，決定出售工廠土地。當時有意購買明達廠地的有建築商、財團，以及慈濟基金會；慈濟財力有限，出價比其他收購者足足少了兩億元。

明達董事長徐天培旅居美國，售地事宜由人在臺灣的總經理廖三朗負責。幫慈濟與明達牽線的周俊雄雖是基督徒，但對慈濟有所了解，十分感佩證嚴上人建醫院利益眾生的大願。他當起說客，一再和徐天培及廖三朗說明，土地賣給企業只是金錢數字多了，賣給慈濟雖然錢少了，但非常有意義。徐天培被上人蓋醫院救人的精神所感動，最後決定將土地賣給慈濟，林碧玉副總希望能五年無息分期付款，徐天培也爽快應允。

關於無息分期付款還有一段插曲，在明達公司決定把地賣給慈濟後，上人認為對方已低價售地，慈濟這邊不應該再提出無息分期的要求，唸了林碧玉一頓。在場的廖三朗「實況轉播」這一段給徐天培知道，上人為賣方著想的心意令徐天培感動，因此除了兩億的價差，也同意慈濟無息分期付款。

明達廠區土地雖有近九千坪之大，但位在巷弄之內，病人出入不便，救護車也開不進來，進一步了解得知，這個區域需要周邊地主願意一起申請土地重劃才能規劃使用。慈濟原想另起爐灶重新覓地，但適合的土地太難找，最終還是回到明達舊廠區，依工業區可以興建醫院的法規推動興建臺北慈院，並決定買下基地周邊約六千坪土地，慈濟自辦土地重劃。

然而，這六千坪周邊土地分屬三十一位地主，而每位地主的後面，幾乎都是一個家族，世代居住在這裡，他們願意賣地嗎？能接受的價格是多少？地主各有想法，洽購土地成為棘手任務。

買地任務艱巨，慈濟志工四年多完成任務

本職是代書的慈濟志工陳義明承擔起與地主協商的重責大任，這是一條不好走的路，他從一九九八年開始與地主們接觸，直到二〇〇三年，歷經五年的努力，終於完成任務，讓臺北慈院地基面積達到一萬五千坪。

抱著「使命必達」的決心，陳義明偕同也是慈濟志工的妻子許麗雲，穿梭拜訪每一位地主，說明買地是上人為了蓋醫院救人，拿出十二萬分誠意溝通。一次又一次，前往每位地主家的路，他們幾乎走了上百遍，終於買成所有需要的土地。任務達成那一刻，陳義明忍不住喜極而泣，「一個地主或一個家族不同意，這塊土地都不能完整，醫院就蓋不起來。」

三十一位地主，有人得知慈濟買地是為了蓋醫院，大力促成，像其中一位地主莊宏順就在家族會議中說服手足，將土地賣給慈濟蓋醫院救人而不是給財團謀利；但也有地主毫不鬆口，為了讓地主了解慈濟，陳義明曾自掏腰包購買臺北到花蓮來回機票，陪同地主到花蓮靜思精舍認識慈濟。有的地主

多次拜訪仍無突破機會，陳義明想到，慈濟人可以為了搶時間送骨髓救人，向航空公司下跪求機位，「上人蓋醫院是為了救無數的人，我也可以下跪求地主發慈悲。」這一跪，地主動容，買地有了進展。

陳義明除了遊說地主賣地，還遊說地主以較低的價格出售，因為身為慈濟資深志工的他，勸募經驗超過十年，深知募款箇中滋味，每一塊錢都得來不易。籌建醫院的經費是慈濟志工辛苦募來，因此「省著用」成為最高原則，一坪地如果地主願意降三、四萬元，一千坪土地就能省三、四千萬元，這是慈濟志工要付出非常多的時間和心力才能募到的金額。

土地買賣，只要地主願意出價，就有推進的可能，怕的是地主完全沒有賣地的意願，八十四歲的劉阿公就是如此。

劉阿公手握兩千坪土地，家產豐厚，生活不虞匱乏，加上家族傳統保守，認為賣祖產是敗家子的行徑，而且土地上還有三合院及祖墳，要說服劉阿公賣地，難上加難。

陳義明知道這是一場耐力賽，他從「情」著手。劉阿公重聽，陳義明以筆代口，告訴劉阿公，上人為什麼要蓋醫院、慈濟為什麼需要買他的土地。劉阿公因不想跟子女同住而選擇獨居，雖有雇人照料生活起居，陳義明與太太許麗雲仍不時去探視關心劉阿公，了解阿公有沒有其他生活上的需求。

接觸之初，得知劉阿公因罹癌剛接受第二次手術，看他坐在冷硬的大理石座椅上並不舒服，許麗雲特地去買品質好的椅墊及靠背墊送過去，希望減輕劉阿公術後的不適；知道老人家喜歡蘭花但不會照顧，夫婦倆每個月送一盆蘭花至阿公家。就這樣，他們和阿公逐步建立起情誼。

幾年下來，陳義明與阿公情誼深厚，阿公幾天沒看到陳義明還會主動聯繫。對於賣地這件事，阿公的態度終於有所鬆動，但一直沒有實際行動。陳義明拿出最大的誠意與耐心走這最後一哩路，終於等到老人家首肯辦理土地過戶。

在臺北慈院動工典禮上，上人特別感恩讓售土地的地主們，「醫療很重要，救人不能等，感恩每一位地主，讓我們有一塊這麼完整的土地好好規劃臺北慈濟醫院。」

幕後功臣陳義明也感恩所有地主的慈悲，願意以低於公告地價的價格，把土地讓售給慈濟。更令人欣慰的是，經由長時間接觸與溝通，所有的地主不僅慢慢認識慈濟，也打從心裡認同慈濟，有人決定投入慈濟志工，還有十多位地主各捐贈百萬元挹注建院基金，成為慈濟的榮董，包括劉阿公，子女以行動盡孝，捐款圓了爸爸的心願。

明達董事長徐天培後來兩次參訪臺北慈院，他把照片放在大陸廈門的辦公室，每有來賓參觀公司，他總會開心地指著照片說，過去的明達工廠，現在是救人的醫院。

甫開工即遇九二一地震，增加隔震工程

有了土地，興建臺北慈院的進度往前推進到設計施工。醫院建築由多次獲得美國醫院設計首獎的美國ＮＢＢＪ醫療建築設計公司與國內許常吉建築師事務所共同設計。

ＮＢＢＪ要求所有參與設計的同仁，都必須觀看慈濟文史影音資料和閱讀上人的《靜思語》來了解慈濟，將慈濟人文融入建築設計中。臺北慈院的建案後來獲得美國建築師學會及《現代醫療》雜誌合作評選為最佳醫院建築設計，這個獎項相當於全美醫院建築界的奧斯卡獎，是最高榮譽，顯見臺北慈院建築之優美。

一九九九年七月五日，臺北慈院終於動土開工，未料施工才兩個多月，就發生九二一大地震，在安全考量下工程暫緩，這一緩就將近一年，原因是上人在九二一後到災區勘災時，看到災區醫院因地震損毀無法運作。醫院是救命的地方，地震發生後卻需要被救助，上人因而要求加強慈濟體系醫院的耐震功能。

上人認為，在災難發生時，有兩個地方不能倒，一是學校，其次就是醫院，因為學校是避難中心、醫院是救難中心。上人以「醫院不能倒、儀器不能損」為目標，指示慈濟基金會營建處研究隔震工法，讓強烈地震發生時，醫院不覺得地震有多大，開刀房也不會有感覺，能夠正常運作。

「隔震」在當時是先進的工法，國內還不曾做過，必須出國取經。慈濟基金會營建處及臺北慈院建築設計團隊，帶著上人的殷殷期盼，前往美國、日本了解及學習先進的隔震系統施工法，並投下巨資從美國進口隔震墊，放入臺北慈院興工中的建築基地，總共裝設三百四十九個隔震墊。臺北慈院成為臺灣第一家具備防震效能的醫院，能承受七級地震的搖晃，真正成為守護生命的磐石，隔震墊也被慈濟人稱為「金剛座」。

二〇二四年四月三日早上七點五十八分，花蓮發生芮氏規模七點二的強烈地震，是九二一大地震以來最強烈的地震。臺北亦感受到一陣天搖地動，捷運及高鐵都因此停駛一段時間；然而這場地震完全沒有影響臺北慈院的運作，開刀房如常為病人進行手術，顯示上人為醫院打造高規格隔震能力的高瞻遠矚。而上人堅持醫院必須隔震的慈悲心，帶動臺灣興起隔震建築，後來興建的醫院，多把隔震納入設計中。

洋溢慈濟人文的工地

二〇〇〇年六月十日，臺北慈院復工，動工典禮別開生面，感念志工們的付出，有別於一般工程動工典禮是由長官們拿著鏟子，臺北慈院動工典禮「人人有鏟」，八千多人排成蓮花，人手一把小鏟子鏟土，心中歡喜無限，因為慈濟的醫院不只是醫院，而是凝聚愛與希望的生命殿堂。

無論何時何地，有慈濟人的地方就有慈濟人文，從買下明達廠區後，慈濟志工即進入整理基地、維護環境清潔、敦親睦鄰，開工後也將慈濟人文帶入工地，讓這處工地展現截然不同的工地文化。

慈濟志工尊稱施工人員為「工地菩薩」，每天邀約工地朋友一起祈禱，祝願醫院工程平安順利。北區香積志工（「香積」意為在廚房烹煮食物）每天排班做素食料理供應工地菩薩用餐，每餐至少有四十多名香積志工在廚房忙碌，一餐也僅象徵性地收三十元。

曾有包商表示工地工作強度高，吃素吃不飽，工人會沒有力氣工作，香積志工卯足勁變換菜色，光是苦瓜就變化出十幾種做法，餐餐菜色豐富又營養，「路邊攤的收費，五星級的享受」，工人不但吃得飽，還發生有人體重增加難以爬上鷹架的趣事。隨著工地供餐建立口碑，有時貨車載運建材到工地，司機都順便飽餐一頓再離開。

建築工地給人的印象往往是髒亂、吵雜、危險，慈濟志工在臺北慈院工地推動「三不」（不抽菸、不喝酒、不吃檳榔）與「三高」（高品質、高環保、高安全）文化，讓工地呈現不一樣的面貌。

環保是慈濟重要精神，志工發揮巧思廢物利用，把工地上原地主家的豬圈加以打掃，擺上盆栽、搬來桌椅，改造成茶軒，旁邊空地放上兩個大灶，回收廢棄的模板木材當燃料煮茶水，供志工及工人飲用。如果工地供應瓶裝水，估計每天要喝掉幾百瓶，用大灶燒水則省下每天數百個寶特瓶的消耗。

慈濟志工把工地當成自己家維護，有一晚下起滂沱大雨，怕工地積水影響工程，十幾位志工趕到現場堆沙包堆到半夜；還有志工知道上人期許慈濟醫院是千年不倒的建築，發願提供最高品質的防火五金材料。

臺北慈院主任祕書喬麗華在醫院施工前期還是社區志工，後來在證嚴上人指派下接任主祕一職。家住臺北松山區的她回憶，那時每個週六、週日，遊覽車載著一群志工直奔新店，大家各自依分工就定位，香積組志工進廚房打理飲食，生活組志工整理環境、撿拾垃圾、打掃廁所、清洗工人施工時所戴的安全帽，有時還去幫忙綁鋼筋。醫院硬體工程完成後，也有無數志工投入景觀工程。

那時，喬麗華想都沒想過有一天她會成為醫院的一員，而看著臺北慈院從無到有，經歷多次陣痛後終於誕生，「臺北慈院就像我的小孩一樣。」她這句話，說出眾多慈濟志工的心聲。

七公里欄杆的愛

臺北慈院啟業後，志工對醫院的愛護與支持更不在話下，每天有上百名志工在大門、門診、急診、各檢查室、批價掛號櫃檯、不同樓層的病房，或服務引導，或陪伴關懷病人。

醫院內外環境，志工也悉心維護，除了定期大掃除，平日也不時可見園藝志工在戶外修剪樹木、照顧植栽。二〇二三年，臺北慈院啟業十八年，各樓層陽臺鐵欄杆因長期在迎風面風吹雨打而生鏽腐蝕，北區志工大隊長黎逢時規劃「吾愛吾家」欄杆及拱橋整護工程，從三月二十日至四月六日，十六天的時間，總計動員兩千六百九十一人次志工，將全院三棟大樓總長七公里的欄杆全部除鏽重新上漆，工序繁複，除鏽後擦上鏽轉漆，再進行兩次的塗漆作業，才大功告成；醫院正門前的木拱橋也一併翻修，木條下鋪有不鏽鋼板以加強支撐，不擔心民眾踩空。

臺北慈院匯聚無數人的愛，一磚一瓦、一草一木，都飽含了大家對醫院的感情，這樣一座用愛砌成的醫院，「愛的醫療」是它成立的初衷，也是它成立的使命。

第二章

從零開始——沒有奇蹟，只有累積

過去服務的醫學中心開分院，醫師過去馬上可以看診，我沒有想過開一家醫院這麼不簡單，沒有奇蹟，只有累積。

——副院長張恒嘉

那段時間我每天上兩個八小時的班，但我忙得很開心，因為，有多少營養師參與或見證過一家醫院從零開始的過程！

——營養科主任吳晶惠

開一家醫院有多不簡單？沒有親身參與不會知道！對臺北慈院啟業前就報到的創院同仁來說，啟業前那一段花蓮受訓、假日回臺北跑工地的日子，至今還不時拿出來回味；啟業前聘用的醫師則在臺北建置醫療科室，但對初次造訪醫院看到的是管線裸露的「半成品」，驚訝溢於言表。

臺北慈院「番外篇」——那段花蓮慈院受訓的日子

一家醫院除了完善的硬體建設，也必須有優質軟體，也就是好的人力。臺北慈院主任祕書喬麗華在啟業前一年到職，因應啟業，跟隨林副總展開人力招募的工作，「那時候臺北慈院還是工地，我奉命帶著招募來的新同仁到花蓮，包括護理師、藥師、營養師、醫檢師及行政人員，請花蓮慈濟醫院代訓。」

移師花蓮進行職前訓練，主要是讓新進員工認識慈濟、了解慈濟的醫療理念，為臺北慈院啟業的醫療服務建立基礎，這是臺北慈院在花蓮的另一個篇章，營養科主任吳晶惠用「番外篇」來形容。

「番外篇」主角眾多，登場時間不一，資訊室主任黃少甫及藥學部主任吳大圩是最早一批到花蓮的成員，在花蓮待了將近一年之久；企劃室主任游麗穎、營養科主任吳晶惠、醫事放射科主任張勝昌、護理部副主任滕安娜待了近半年。提到花蓮受訓的日子，每個人都有一籮筐的回憶。

那時在花蓮慈院代訓的同仁，分別住在慈濟大學與慈濟技術學院（現兩校已合併為慈濟大學）學生宿舍，男女分開住。「住宿舍的日子好像回到當兵的時候。」張勝昌笑說，「大夥睡通鋪，晚上打呼聲此起彼落，就像在部隊時一樣。」

游麗穎住慈濟技術學院（現為慈濟大學建國校區），與花蓮慈院有一段距離，花蓮交通不便，院方安排交通車接送大家上下班。游麗穎當時是綜合計劃室人員，負責召開臺北慈院啟業籌備會議、研究醫院制度如支付標準、醫師薪資、財務報表等，「每個星期都有好多會要開，要整理好多會議紀錄。」她每天都很晚才忙完，沒有一天能搭上交通車，「後來我就把我的車從臺北開到花蓮，直到受訓結束再開回臺北。」

游麗穎大概兩個星期回臺北一次，隨著跟同事愈來愈熟、感情愈來愈好，留在花蓮的週末假日，游麗穎就開車載同事出遊，太魯閣及花東海岸諸多景點，都有他們的足跡。

黃少甫難忘臺北慈院籌備後期，醫院建築已落成，他每週開車往返花蓮及臺北慈院，勘察院內每個空間資訊網路布線進度，他形容那種心情，「有如父母看著自己小孩日日成長的喜悅。」跟黃少甫一樣，張勝昌也須定期往返花蓮與臺北，監督放射科布設進度，「放射科負責做檢查，啟業前儀器與耗材都要準備好，否則醫院啟業後無法順利運作。」

滕安娜也要定期回臺北，除了面試新的護理師，還要戴上安全帽進醫院看病房裝修情況，主要是了解各項配置是否符合需求，比如插頭位置對不對、門的寬度是否足以讓病床推進推出，「回花蓮後告訴同仁，我們未來工作的醫院會是什麼樣子。」

工程的進展讓大家懷抱希望，但啟業日期遲遲未定，何時是歸期？大家期盼中夾雜著焦躁。

張勝昌太太、小孩在臺北，他獨自在花蓮，他回憶，應徵時原本被告知醫院年底（二〇〇四年）啟業，但啟業時間一延再延，在花蓮的時間變得很難熬。

覺得日子難熬的不只張勝昌，吳晶惠也是，不能確定未來的不安全感，加上不適應花蓮的工作環境，動不動就眼淚潰堤。「在臺北慈院二十年，對我來說，最辛苦的是在花蓮受訓的那段時間。」苦的不是離鄉背井，而是不曉得何時可以就定位的「心苦」。

身為營養科主管，吳晶惠除了得回臺北了解美食街、中央廚房與辦公室裝修進度，還肩負醫院為了敦親睦鄰舉辦的社區營養衛教課的任務。她除了週末必回臺北，週間也常常需要回臺北，為節省交通時間，她都搭飛機往返，「薪水都貢獻給航空公司了。」疲憊不堪時，她會氣餒自問：「這樣跑來跑去的日子什麼時候可以結束？」但想到自己是懷抱在新醫院建立一個和睦營養師團隊的夢想而努力，她願意等。

吳晶惠那時未婚，不少年輕已婚當媽媽的護理師，還面臨與孩子、丈夫分隔兩地的煎熬。

滕安娜記得，當時不少護理同仁的孩子都還很小，收假前護理師都要絞盡腦汁哄騙孩子，有人先把鞋子、包包拿到大門外，跟孩子躲貓貓，玩個幾次後不見人影，換先生或婆婆媽媽上場哄小孩，但這個招數用不了幾次，孩子就不上當了，「小孩會有感覺，知道媽媽要出門了。」此時家門口上演家庭倫理悲情劇，孩子抱著媽媽大腿哭喊：「媽媽不要走！」讓護理同仁淚崩，除了捨不得孩子，有些護理師還有來自先生、婆家的壓力，臺北醫院這麼多，為什麼一定要去臺北慈院上班，還「拋夫棄子」到花蓮受訓這麼久？有些護理師不得已之下選擇離職。

為了穩定軍心，喬麗華奉副總指示，每週三晚上舉辦溫馨茶會，聽取同仁心聲，讓情緒有個出口。由於大家白天在花蓮慈院分散在不同單位工作，晚上回到宿舍也只認識同樓層的同仁，溫馨茶會另一個功用是讓大家彼此認識熟悉，建立日後共事的默契。「大家都還滿期待每週溫馨座談的到來。」

滕安娜笑說，每次茶會，師兄、師姊都會準備點心飲料，一開始有些同仁以為要付費，得知不必付錢吃了一驚，感受到被照顧的幸福。

自己的科室自己建

如果把時空拉回到二〇〇四年，再以空拍機照攝，可以看到臺北慈院的啟業籌備，其實是分兩地同步進行，醫師以外的同仁在花蓮慈院接受訓練的同時，臺北這邊，啟業前從四面八方網羅而來的醫師則忙著「創業」，建置自己的科室。

「自己的科室自己建」，是臺北慈院成立時一個特點。現任內科部主任洪思群是創院元老，他原任職臺北榮總，抱著到新醫院一展身手的期待來到臺北慈院，被委以腎臟科主任的重任，還參與洗腎室的規劃。這是他事先沒料到的任務，不過他覺得自己很幸運，有機會在新成立的醫院設計自己心目中理想的洗腎室。

「我融入企業永續發展（ESG）的概念，當時我們是臺灣走在比較前面的洗腎室。」洪思群說，傳統血液透析需要使用大量的水與透析液，不環保又占空間，臺北慈院洗腎室使用乾粉透析，透析液粉狀化以乾粉的形態儲存，透析時再與純水混合為透析液，減少醫療廢棄物產生並節省空間。

洪思群是臺北慈院第一批報到的醫師之一，他回憶，二〇〇四年他剛到醫院時，院區的舊廠房和三合院都還沒拆，「我有喝到志工在茶軒以大灶煮的茶水，特別甘甜。」洗腎室開始施工後，他當起監工，確保工程品質達到最高標準。

副院長張恒嘉二〇〇四年十二月確定加入臺北慈院，他是心臟內科醫師，早在三、四十年前臺灣引進心導管檢查技術時，即為首批學習這項新技術的醫師之一，擅長為病人做心導管檢查及放置支架，他到臺北慈院第一個任務就是規劃心導管室。他描述第一次造訪臺北慈院去看心導管室所在位置的心情，醫院外觀雖已蓋好，但裡面仍是未完工的工地，沒水沒電，電線都還裸露在水泥外，「我嚇一跳，這是我要來工作的醫院？」

張恒嘉原本在林口長庚服務，隨著長庚醫療體系不斷開分院，他不止一次外派支援新開幕的分院，「新分院所有人力，從主治醫師、住院醫師到實習醫師，以及各項儀器、診療流程都已完善到位，而且都跟林口總院一樣，醫師到了馬上可以開始看診、收病人做心導管。」他不曾碰過到一家新醫院任職，醫師還要參與規劃、裝修、監工這種狀況。

然而，幾個月時間，裝修工程完成、設備一一到位，臺北慈院五月啟業，六月心導管室啟用，他站在導管室門口，回想第一次站在這裡的情景，「不能相信這跟幾個月前是同一個地方！」

沒有奇蹟，只有累積

看過長庚體系醫院的標準化擴展模式，再經歷慈濟體系蓋新醫院連醫師都需要參與建設從零開始的過程，張恒嘉感觸很深。財團開醫院可以高效運行，但慈善團體辦醫院，真的是一步一腳印累積起來的。「親身參與過，才知道建立一家醫院是多麼不簡單。沒有奇蹟，只有累積。看到過程中很多人一直投注心力進來，你會更愛這家醫院。」

臺北慈院心臟功能室主任葉冠宏也在啟業前從林口長庚過來，跟張恒嘉一樣經歷「從零開始」的震撼，「在導管室，從裝機到訓練護理師、放射師到建置SOP（標準作業流程），每一件事都是自己從頭做起。」

加上值班、會診，葉冠宏累到一度後悔自己哪根筋不對，為什麼要離開原來的舒適圈跑到臺北慈院做苦工？但走過「創業維艱」的歷程，發現這是很難得的經驗，「很少人有機會加入一間全新的醫院，從零開始，像帶嬰兒般，一步一步成長、成熟。這是另一種歷練，很不錯。」他說。

集團隊之力「變出」一個臨時的急診護理站

二〇〇五年春天，隨著臺北慈院各項內裝工程陸續完工，在花蓮受訓的同仁終於等到可以回家的好消息，四月三日，喬麗華帶隊回臺北投入啟業準備。

臨行前大隊人馬先回靜思精舍向上人告假，證嚴上人殷殷叮囑大家一番。之後一隊隊人馬踏上遊覽車準備前往火車站時，證嚴上人又把喬麗華叫到跟前再三叮嚀：「慈濟世界之所以有今天，並不是我證嚴一個人，而是大臺北地區所有弟子的付出，其中有不少磨破手皮四處募款出錢出力來護持的，如今他們都有年紀了，當他們病苦到臺北慈院就醫時，你一定要請大醫王、醫護團隊能用心用愛，代替我回報每位慈濟人這一份情。」證嚴上人這番話讓喬麗華深感責任重大，她告訴自己：「盡形壽，獻身命，也要把師父的託付用心做好，讓醫護團隊了解上人的這一份心。」

游麗穎負責準備醫院開業申請相關文書，她記得很清楚，四月三日回臺北，四月四日向主管機關送出開業申請，四月六日主管機關就到醫院檢查考核。短時間內要準備好受檢，大大考驗新團隊的合作精神。

但那時，部分單位裝修工程還在進行中，急診室就是其中之一。護理部督導蔡碧雀原在花蓮慈院擔任急診部護理長，臺北慈院啟業前調至臺北慈院協助開設急診，包括護理師人力招募、培訓、參與急診室的配置規劃等等，已經忙得團團轉，突然被通知衛生局人員明天要來做啟業前的檢查，她整個人都傻了。衛生局查核一定會到急診室，「當時急診室已經有雛形，但地面上線路都還沒整理好，到處都堆著木板，而護理推車、各種醫材、設備，甚至垃圾桶，統統都還沒有備妥。」

蔡碧雀緊急求援，「結果好多單位的同事及慈濟師兄師姊都來幫忙。」大家運用現有的木板等物資，一個下午湊出一個臨時的急診護理站，各種物資、設備應有盡有，大家還齊力打掃環境，急診室煥然一新，隔天順利通過衛生局的檢查，「真不可思議，團隊的力量真強大。」她說。

團隊力量也展現在衛生局查核前的全院大掃除。雖然隨著醫院工程進展，慈濟志工分階段持續打掃清潔醫院各處，但迎接啟業前的考核，仍需大掃除。回臺北後，喬麗華跟慈濟志工跑了多家大賣場及五金行，買了一百組畚斗掃把、五十個水桶及上百條抹布，秉持「自己的科室自己建」的精神，自己的科室也要自己清掃，利用四月五日國定假日民族掃墓節全院大掃除，沒有清潔公司、沒有外籍勞工，大家親力親為，只為讓醫院呈現最好的樣貌。

營養師變廚娘，家人出動當志工

團隊合作不只在院內同仁之間，有緊急人力需求時，同仁甚至把家人找來團隊合作！

隨著醫院啟業進入緊鑼密鼓的準備階段，各單位人員進駐醫院，白天有工程施工，晚上還有安單在醫院宿舍的同仁，吃飯就成為大事。那時臺北慈院周遭不像現在餐廳林立，加上吃素的需求，外食不方便也不容易，營養科得負責供餐。

吳晶惠說，中午供餐對象為志工、同仁、建築工人，晚上是住醫院宿舍的同仁，以及加班的建築工人，午餐由香積志工掌勺，但晚上志工「下班」了，晚餐就得吳晶惠跟另一個營養師輪流煮，大約要煮三十至五十人份的飯菜。她笑說自己是說得一口好菜的營養師，「真的拿鍋鏟做菜，是我營養師經歷裡面滿特別的一段。」

週一到週五，慈濟志工會幫忙把晚餐要煮的菜洗好切好，吳晶惠和同事只要負責下鍋煮就好。週六週日志工不進醫院，但裝修工程週六週日仍在趕工，必須煮給工人吃，吳晶惠就拜託爸爸、媽媽、阿姨們來醫院幫忙洗菜、切菜，「全家一起來當志工，他們覺得很好玩。」

除了當廚娘，吳晶惠還兼洗碗工，經常洗完所有的碗盤已經晚上十一、二點，還好醫院宿舍就在樓上，但隔天早上五點多就得下樓看早餐準備情況。

那段時間，吳晶惠還有另一個任務，就是挑選啟業後進駐地下一樓美食坊的素食餐廳，供餐量最大的自助餐廳是重點考察對象，「林碧玉副總帶我們到處吃素食自助餐，一家吃過一家。」考察除了口味，衛生更重要，「我們坐在店裡面吃飯，我會去偷看他們的廚房，看地板、水溝乾不乾淨。」

那段時間，吳晶惠工作時間超長，「我都說我每天上兩個八小時的班。」但她忙得很開心，因為，「有多少營養師參與或見證過一家醫院從零開始的過程！」

臺北慈院的啟業史是所有創院同仁共同書寫的，醫院即將啟業，院史進入新篇章。

第三章

揚帆啟航——艱辛的啟業初期

原本預估半年至一年才會達到的門診量，啟業三個月內就達到了，顯示社會對慈濟醫療的高度期待與信任。

——副院長張耀仁

病人很多，但那時科裡只有四位醫師，我最高紀錄一個月做了兩百八十人次的胃鏡檢查和八十人次的大腸鏡檢查，是從醫二十年最高紀錄。

——副院長徐榮源

歷經五年施工及籌備，二〇〇五年五月八日，臺北慈濟醫院正式啟業，啟業當天急診即爆量，還開了「北慈第一刀」，門診量上升的速度也超乎預期。當時醫護人力不足，但醫療團隊仍傾力提供民眾最好的醫療服務。艱辛的啟業初期，有許多動人的故事。

啟業當天急診即塞爆

啟業前，從五月一日至七日，臺北慈院舉辦感恩回饋義診活動，提供民眾二十四個科別醫療服務，醫師陳容堅強，臺北慈院代理院長林欣榮率領北慈二十二位醫師，還有來自花蓮、玉里、關山、大林慈院的十位支援醫師，共有三十二位醫師參與義診。

第一天的門診單上，腦神經科有林欣榮，心臟內科有大林慈院院長林俊龍及玉里慈院院長王志鴻（現為花蓮慈院副院長），骨科有陳英和醫師（現為花蓮慈院名譽院長），慈濟人熟悉的《大愛醫生館》節目主持人簡守信

（現為臺中慈院院長）也來支援義診。七天總共服務患者七四一三人次。

啟業這天是週日，醫院沒有門診，急診是當天唯一啟用的單位。原本預估開幕第一天，急診應該不會有太多病人，但可能義診建立了民眾對臺北慈院的信心，啟業儀式還沒結束，急診室已出現掛號人潮。

急診護理長蔡碧雀人在啟業典禮現場，同仁急急找她。「我問什麼事，同事說好多人要掛號，都塞車了！」她回急診室一看，掛號窗口前一條長龍，大吃一驚，沒想到那天下午又來了一位盲腸炎需要開刀的病人。

啟業第一刀，慈濟志工開心「回家」開刀

寫下「啟業第一刀」歷史的病人陸根田，是蘭揚食品創辦人，在商界名氣不小。他另一個身分是慈濟志工、慈誠隊隊員，常年跟隨證嚴上人做慈濟。

他在臺北慈院啟業前三天出現右下腹悶痛的情況，但沒有放在心上，沒想到愈來愈痛，醫院啟業前一天去看醫師，醫師研判可能是急性闌尾炎（盲

腸炎），留院觀察。他心想，隔天臺北慈院就啟業了，如果需要開刀，當然要「回家」開。

啟業當天他到臺北慈院急診，確認是盲腸炎，馬上推進手術室，副院長張耀仁立即調度人力，由一般外科主治醫師伍超群執刀，不到兩小時即完成北慈啟業第一刀。陸根田自麻醉醒來後，很開心他是在「自家」開刀，而且是第一刀，多珍貴的紀錄！

主刀醫師伍超群回憶，接到電話得知將為師兄開刀時，他曾遲疑了一下，因為臺北慈院手術室雖然在啟業前已通過落塵檢查，但還有一些重要設備和器械沒到位。考量救人第一，放下電話後他趕緊帶護理師準備內視鏡手術需要的器械及設備，還好順利完成臺北慈院第一檯手術。

「真是緊張刺激的一天！」蔡碧雀說，原本預估急診每日來診量大約一百人次，結果第一天就破了一百五十人，一整天下來，急診人滿為患，還開了一檯刀，這是事前完全想不到的情況。

還好啟業前急診室全員繃緊神經，反覆進行狀況模擬，病人來了如何依症狀做相對應的處置，比如需要照X光或超音波、需要抽血，乃至需要開刀，都演練過流程，確認動線流暢。啟業第一天雖然病人多到超乎預期，但仍亂中有序，病人都順利完成診治。那晚下班回到家，全身無力的蔡碧雀癱在沙發上，一動也不想動。

人人成貓熊，黑眼圈明顯

急診醫療量大，門診亦是。啟業隔天是週一，醫院開始提供門診業務，上午九點大廳已現人潮。「原本預估半年至一年才會達到的門診量，啟業三個月內就達到了。」張耀仁表示，病人數量遠超預測，顯示社會對慈濟醫療的高度期待與信任。

就診病人多，醫護人員一則以喜一則以憂，喜的是民眾信賴北慈，憂的是當時醫師護理師人力都還不足，超時工作，每個人都成了貓熊，臉上兩個明顯的黑眼圈。

醫師累翻，除了各科醫師還沒聘滿，另一個原因是醫院剛啟業，還沒通過教學醫院評鑑，不能招聘住院醫師，以致每位醫師既是主治醫師，也是住院醫師，輪值夜班原本是住院醫師的工作，此時「人人有獎」，連資深醫師都必須輪值。

資深醫師也要值班，腎臟科、大腸直腸外科一人獨撐大局

「來這裡前，我在林口長庚當了二十年主治醫師，值班早就不存在我的生活中，沒想到來到臺北慈院，竟然重回當住院醫師睡值班室的日子。」回想那一段時光，副院長張恒嘉搖頭笑說，在長庚時，急診來了病人，有總醫師及年輕的主治醫師，資深醫師不必去會診，在臺北慈院得自己去會診，「很辛苦很累，但要轉念。」

腎臟科主任洪思群二〇〇四年啟業就報到，並籌劃腎臟科各項作業，準備充足。啟業後，腎臟科醫療業務推展順利，但一開始腎臟科只有他一位醫

師，除了看門診、照顧住院病人，還有洗腎室要顧，以及全院包括急診的腎臟科會診。他每天值班待命持續半年之久，直到新醫師郭克林和彭清秀到職，才開始能夠休假，回想那段時日，「很累但也很有成就感，是人生很難得的經驗。」

大腸直腸外科主任蕭光宏「獨撐大局」時間更長！臺北慈院剛啟業時並沒有大腸直腸外科醫師，蕭光宏二〇〇六年十二月到職時，整個大腸直腸外科只有他一名主治醫師，一年三百六十五天、一天二十四小時，都是他值班；科內所有事情，靠他一人撐著。直到三年半後，大腸直腸外有了第二位主治醫師陳莊偉，蕭光宏才得以喘一口氣。

人手不足，夜間第一值班主治醫師也非常辛苦，必須自己推病人去做檢查或把儀器推到病房。有一次，一名因膽囊炎併發敗血症的病人手術後突然半夜喘不停，為了找出喘的原因，胃腸肝膽科緊急照會心臟科，只見值班醫師黃玄禮獨自將超音波掃描儀從三樓推到八樓病房，搶時間為病人做檢查。

一個月兩百名新生兒，兒科超負荷

那個年代臺灣一年還有二十萬名新生兒出生，「婦產科一個月接生兩百個新生兒，所以兒科一個月有兩百個新生兒要照顧，每個醫師工作都超負荷。」副院長鄭敬楓當時擔任兒科主任，談起啟業初期，酸甜苦辣點滴在心頭，「當時兒科包括我只有六位醫師，除了門診、急診排班、產房待命，還需值夜班、處理新生兒急救與病房狀況，很感謝團隊成員。」高壓培養出團隊的感情及默契，「一個眼神就知道對方在想什麼、要做什麼。」

鄭敬楓是過敏體質，容易皮膚過敏，也容易抓破皮而引發窩蜂性組織炎，有一次蜂窩性組織炎嚴重，他邊打抗生素邊看診。那段沒日沒夜忙碌的時光中，有時半夜從樓上病房下來，或是急診剛好有個空檔，他就走到一樓白天有鋼琴演奏的陽光大廳，坐在空無一人的座位區，透過大片落地窗凝望夜空，「這就是難得可以喘口氣的時間，也沉澱一下心情，再上樓繼續照顧小病人。」

現在臺北慈院兒科部有十五位醫師，啟業時兒科團隊的成員，除了蔡立平改為兼任醫師，余俊賢、趙露露、蔡文心、吳秉昇都還在臺北慈院的工作崗位上，「你說有沒有革命感情！」鄭敬楓打趣說，「我們常常一講就講到二十年前！」

胃腸肝膽科，挑戰醫師體能極限

胃腸肝膽科啟業之初醫師人力也不足，副院長徐榮源當時是胃腸肝膽科主任，「當時科裡只有四名醫師，每個人負擔都很重。」

病人多，排做胃鏡或腸鏡要等一個月以上，為了不讓病人久候，徐榮源每週除了四個看門診的時段，另外九個時段馬不停蹄為病人做內視鏡檢查，最高紀錄一個月做了兩百八十人次的胃鏡檢查和八十人次的大腸鏡檢查，締造他從醫二十年最高紀錄。除了門診、腸胃鏡檢查，還要支援急診，以及每個月三至四次的第一線夜班值勤，「幾乎把我的體能推到極限。」

四大將之一的王嘉齊來臺北慈院時四十歲，比徐榮源年輕，也吃不消那時的工作量，「對體力真是一大挑戰。」

話當年，胃腸肝膽科主任陳建華最難忘的是，門診病人數量遠超預期，無法在正常時間內看完，上午診常常下午兩點才結束，下午診也看到天黑，醫師與護理師每天超時工作。

護理師跟診到深夜

看診醫師人力不足，跟診護理師亦然。護理部副主任滕安娜說，醫師延診，跟診護理師工作時間就拉長，早診跟到下午，再從下午診跟到夜診，夜診一般都超過晚上十點半才結束，心臟科、婦產科、骨科、眼科、耳鼻喉科的夜診甚至都要超過晚上十一點，甚至曾經凌晨才結束。

「同仁常常跑辦公室跟我說好累、快不行了。」有個下午，一名年輕護理師走進辦公室就蹲在地上掉眼淚，滕安娜上前安慰，年輕護理師說：「我哭一下就沒事了……」

滕安娜每天晚上一定等到同仁全部下診回家她才離開醫院，回到家先生常調侃她：「這位太太，現在是半夜十二點二十八分，今天很早回來喔！」「這位太太，現在是想吃宵夜還是早餐呢？」而那時的辛苦，在後面的歲月都成為甜美的回憶。

考驗醫院運作的資訊系統

藥學部也有很大的人力缺口，藥學部主任吳大圩說，啟業前預估業務量，先招聘二十多名藥師，依三班工作量配置人力，沒想到剛啟業門診量就很大，同仁們工作負擔非常大，趕緊增聘藥師。

雪上加霜的是資訊系統尚未完備，藥師在電腦上看不到醫師開的處方箋，醫師必須手寫處方箋給藥師配藥，配好藥裝進藥袋，用藥資訊也必須靠藥師手寫在藥袋上，「每天上千張藥單仰賴紙本手工處理，人仰馬翻。」

資訊系統造成的問題還有醫院無法即時申報健保，雖然每天有多少病人掛號、醫師如何處置、病人繳費多少，系統裡都有資料，但無法整合出申報健保所需的資料，大家都開玩笑說醫院在做義診。

為什麼會發生這樣的問題？

資訊室主任黃少甫表示，臺北慈院啟業時用的是全新自行開發的資訊系統，醫院的資訊作業非常複雜，需要具備很多功能，但這些功能並不是資訊人員坐在電腦前可以憑空想出來的，必須使用者在規劃階段即清楚具體提出所有他們需要及期待具備的功能，程式設計師才能據以寫程式。

臺北慈院開發新系統時，請各單位同仁集思廣益，大家各自提出過去的工作經驗供參考，但絕大多數同仁畢竟沒有參與開發資訊系統的經驗，比較無法提出自己業務上的完整需求。隨著啟業、系統上線，問題一一浮現，尤其第一線的醫療有很多立即要解決的問題，資訊人員化身救火隊，四處救火。

譬如啟業當天，一早急診就來了許多民眾掛急診，醫師依症狀安排病人做必要檢查，卻無法在電腦上看到剛出爐的檢查報告，「啟業典禮還在進行時，我已經坐在急診櫃檯趕寫程式，處理資料串接的問題，讓醫師可以即時看報告。另一個例子是啟業初期的一個半夜，急診室醫師希望病人所有檢查報告能在同一個畫面呈現，供醫師綜合歸納判斷，做出最適合的醫療處置，「如果這種需求在規劃時就提出來，啟業時系統就會有這個功能。」那個半夜，黃少甫馬上寫程式為系統補上這個功能。

那段日子，黃少甫二十四小時在醫院待命，以便醫護人員遇到問題能在第一時間找到他，每天只能睡一、兩個小時。但後來發現，長期如此不是辦法，啟業一個多月後，臺北慈院將資訊系統更換為花蓮慈院使用的系統，醫院的運作才穩定下來，也透過補申報的流程完成健保給付申請。

貴重醫療儀器頻失竊，深夜跪在大廳痛哭

除了資訊系統的問題，行政上，啟業初期的臺北慈院處於「第一任院長離開、第二任院長還沒來」的空窗期。啟業前聘任的第一任院長因另有生涯

規劃，在啟業前請辭，一時之間找不到適合的第二任院長，於是由花蓮慈院院長林欣榮代理，但林欣榮遠在花蓮，同仁遇到事情，第一個想到的就是「找主祕」，壓力直接灌注在喬麗華身上。

啟業前後，院務、人力，乃至急診沒有床位，她都要處理。每天各種突發狀況讓她疲於應付，但更糟的事情發生了，院內頻頻發生竊案，「醫療儀器、電腦……掉了很多貴重物品。」後來從監視器得知，原來是竊盜集團有計畫犯案，「他們穿著醫事人員的白袍，堂而皇之地把醫療儀器抱走或扛走！」

啟業前，各種醫療儀器設備陸續送達、安裝，啟業後不少科室仍在進儀器，那時同仁們並沒有熟悉到認識全院每一張面孔，給了竊盜集團可趁之機。被偷的儀器都有一定的體積跟重量，但大家看到穿白袍的人抱一臺醫療器材，或兩個穿白袍的人合力搬一部機器，並不會多想，才剛採購進來的儀器，就這樣被偷走。

白天，喬麗華穿梭院內，鎮定處理紛沓而來的問題，但晚上要離開醫院前，她在醫院大廳跪地大哭。

走進臺北慈院大廳，面對大門的牆面上，是一幅由馬賽克磁磚拼貼的巨幅〈佛陀問病圖〉，大廳磨石子地磚的圖案則是一朵大蓮花。啟業後，常有看病民眾對著〈佛陀問病圖〉雙手合十，尋求心靈慰藉，這也成為喬麗華力量的來源。

「難行能行」，挫折中成長

那段艱難的日子，喬麗華每天都忙到晚上十一、十二點，離開醫院前走到大廳，她跪在蓮花中間，對著〈佛陀問病圖〉放聲大哭。她到職前，上人期許她擔任「箍桶人」，緊密連結全院同仁、協助醫院成長，但她怕自己無法顧好臺北慈院，辜負上人所託，祈求佛陀給她面對困難、解決問題的智慧與力量。

「每天下班我一定去大廳哭，那個時候醫院都沒有人了，可以放聲哭。」

大哭之後，喬麗華擦乾眼淚，去洗手間洗臉，走出醫院叫計程車回家。她家在臺北市松山區，到家休息沒幾個小時，早上四點多她又搭計程車到醫院，日復一日，一連好幾個月都沒有週六也沒有週日。

當年無法與人訴說的苦楚，如今喬麗華已經可以在談笑間說出來。她以證嚴上人的靜思語「難行能行、難為能為、難忍能忍」鼓勵自己，遇過問題就培養出解決與防範的能力，挫折跟磨難都是成長的養分，不只是她的，也是醫院的。

船隻航行在大海上，不免會經過暗礁遍布之處，也會遭遇狂風暴雨，但臺北慈院這艘醫療之舟，始終沒有迷航，堅定航向目標。

第四章

掌舵者就位，推動慈濟醫療人文

我很愛這家醫院，每一天都在想如何讓這裡變得更好，同仁覺得這裡是家，病人覺得這裡可信賴。

——院長趙有誠

臺北慈院啟業後，服務量成長迅速，並在啟業第三年，迎來最重要的領導者——院長趙有誠。從二〇〇八年三月一日迄今，趙有誠擔任臺北慈院院長逾十七年，領航臺北慈院這艘北臺灣的慈濟醫療方舟，從區域醫院成為準醫學中心，再升格為醫學中心。

從三總到慈濟，文化調適挑戰大

趙有誠的父親是軍人，他國防醫學院醫學系畢業後任職三軍總醫院，歷任將官健康檢查室主任、腸胃科主任、內科部主任、教學副院長兼國防醫學院醫學系主任、醫療副院長執行官，二〇〇六年一月升軍醫少將，二〇〇七年十月轉調醫管處處長，前途看好。

然而，沒想過離開軍中、與慈濟又無淵源的他，被證嚴上人推動醫療志業的心志打動，證嚴上人一句「願不願意承擔臺北慈院院長的責任？」他提前四年半退役，接下臺北慈院院長一職。從慈濟聯繫他，到點頭應允，不到兩個月。

回想接任院長的過程，他到現在還是覺得不可思議，「轉任軍醫局處長不到半個月，接到慈濟基金會林碧玉副總的邀約，希望與我見面談談，當時我很訝異。」

多年前在國防醫學院聽證嚴上人演講，是趙有誠跟慈濟及證嚴上人唯一的接觸，還不是近距離接觸，只是坐在臺下仰望講臺上的證嚴上人，「慈濟跟證嚴上人都不認得我，怎麼會找我？」後來側面得知，當時第二任院長因另有生涯規劃請職，慈濟基金會尋才，在醫界多方探詢，有三位醫界重量級人士推薦了他。

他準時赴約與林碧玉晤談，從她口中，了解證嚴上人創辦慈濟的緣由及理念、慈濟醫療志業的宗旨，以及興建慈濟醫院的目的。「我有被打動。」趙有誠開始思考加入慈濟醫療志業之事。

後來林碧玉安排他到花蓮靜思精舍參訪，這是他首度有機會親近證嚴上人。他難以想像這位身形削瘦、說話輕聲細語的長者，肩上扛的是全球慈濟志業這麼重的擔子，感受到證嚴上人濟貧救苦的精神，敬仰之心油然而生，更加欽佩上人。

沒多久，證嚴上人行腳到臺北，他二度面見上人，上人對他說，籌建臺北慈院，除了讓跟著慈濟行善多年的年邁師兄師姊在身體有病痛時能夠得到妥善照顧，也能照顧其他有醫療需求的人，尤其是弱勢族群。上人問他，願不願意承接臺北慈院院長的責任？「上人注視我的眼神充滿殷切的期盼，那一刻，我決定接下臺北慈院院長一職。」

當時趙有誠完全是從專業能力來考量自己是否適任，以醫師的角色而言，他對自己有信心，以管理者的角色而言，他曾任三軍總醫院副院長，管理經驗也算豐富，擔任臺北慈院院長應該沒問題。

但上任沒多久，趙有誠就發現其實有問題，而且問題不小。他雖然具備擔任醫院院長的醫學專業及管理能力，但慈濟醫院跟其他醫院最大的不同點是「用慈濟人文行醫」，院長這個角色必須充分了解慈濟志業的精神及內涵，才能將慈濟精神落實到醫療照護中。他對慈濟還很陌生，參與慈濟活動時，他不熟悉的慈濟禮儀及慈濟語言，常常讓他感到挫折。

他在三軍總醫院服務二十七年，半輩子是軍人，他問自己：「我能適應慈濟的環境嗎？我能勝任院長的角色嗎？我會不會辜負證嚴上人的期盼？我是不是來錯地方了？」

一句靜思語轉念，全心投入慈濟醫療

當時文化差異是一條巨大的鴻溝，橫亙在趙有誠身前，他沒信心自己跨得過去。他跟太太李菁薇商量，任期到了就知進退，但任期內，他會全力以赴把事情做好。抱著這樣的想法，他全心全意投入工作，但自己是否適任的問題，仍不時從腦海中冒出來。有一天，他從一樓走樓梯回三樓辦公室，看到樓梯轉角牆上貼著的靜思語：「不要小看自己，人有無限的可能！」

他茅塞頓開，為什麼要自我設限？努力學就是了！何況證嚴上人是一位最好的老師。他不再糾結於自己適不適合慈濟，努力學、努力做。就任一年後，他偕太太共同投入慈濟委員的培訓受證，成為證嚴上人座下弟子，不再有離去的念頭。

然而，趙有誠真正覺得自己融入慈濟，大約是到任三年後，「我終於比較了解證嚴上人對於慈濟醫療志業的期待是什麼。」對於臺北慈院的發展，他心中也有了清晰的藍圖，就是「落實全人醫療，成為醫學中心」。

「我很愛這家醫院，每一天都在想如何讓這裡變得更好。」趙有誠希望同仁覺得臺北慈院是家，病人覺得臺北慈院是值得信賴的醫院。

「心」苦三年，凝聚全院向心力

陪著先生從三軍總醫院到臺北慈院，李菁薇最清楚趙有誠一路走來的心路歷程，看著先生改變，也見證醫院成長。

李菁薇清楚記得，趙有誠第一次去花蓮靜思精舍回來，很開心地告訴她，見到了上人、上人跟他說了什麼，還見到好多慈濟人，大家的笑容好溫暖；決定接任臺北慈院院長那天，回家後對她說的第一句話就是：「我決定去慈濟。」語氣堅定，充滿期待。期待的，並不是當上醫院院長，而是可以幫助更多病人。

「他答應來慈濟，應該是他人格特質中，本來就有跟慈濟相符的特點。」李菁薇認為，雖然趙有誠曾經不適應慈濟文化、認為自己可能不適任，但他在三軍總醫院就是對病人很好的醫師，常常想辦法幫助弱勢的病人，這個理念在慈濟可以有最大的發揮，所以他願意來承擔院長的責任。

「只是前三年他都還在壓力很大的狀態。」李菁薇回憶，趙有誠連晚上睡覺作夢都在主持會議，說著「關於這個問題我們應該怎樣怎樣」之類的夢話，「我常被他嚇醒，不知道要不要把他搖醒。」

趙有誠曾以「忙到只剩下呼吸」來形容他到臺北慈院初期的景況，院務千頭萬緒，壓力沉重龐大，忙一整天回到家，李菁薇就成為他傾吐的對象，傾聽是最好的陪伴，而李菁薇是趙有誠永遠的加油站。

那時，趙有誠經常感嘆，「太陽從東邊升起」是定律，但在臺北慈院卻不一定如此。過去他在三軍總醫院認為理所當然的事情，比如醫院評鑑，在三總有專門的團隊負責前置作業，但臺北慈院因組織單位的設置及制度規章還不完善，沒有負責該項業務的人。此外，還有「大砲型」同仁不時提出挑戰，尖銳質問：「院長到底要把醫院帶到哪裡去？」趙有誠明白，同仁是對事不對人，大家都希望醫院好，只是步調尚未一致。

制度化可建立清晰的工作流程與責任分工，提升工作效率，為此，趙有誠花很多時間，依慈濟醫療志業的方向和目標，訂定各項制度規章及標準作業流程，逐步讓院務上軌道。

很多人訝異趙有誠對醫院大小事瞭若指掌，「因為許多制度是我修訂的，上人把臺北慈院交到我手上，哪裡該小心、哪裡該注意，一點都不能馬虎。」他形容到任頭幾年的自己是「游擊手兼一壘手二壘手三壘手，我一下跳起來接高飛球，一下彎腰撿滾地球，因為我絕對不能漏接，讓醫院出差錯」。

依李菁薇的觀察，「前三年他一直在調整大家的步調，把大家變成一家人。」如果多頭馬車，或誰也不服誰，醫院很難往前走。趙有誠也花很多心力在人事上，希望能適才適所，每個位置都擺上對的人；而他上任時，臺北慈院甫啟業三年，醫院運作還沒有完全穩定，常有同仁提離職，他總是請同仁給他一些時間，讓他去了解造成同仁求去的癥結為何，並解決問題。

十七年來，李菁薇覺得臺北慈院最大的變化，在於向心力的凝聚，「可能同仁看到院長什麼事都衝第一，與同仁並肩作戰，被感動了吧。」

領導臺北慈院十七年，在同仁心目中，趙有誠是怎麼樣的院長？

親力親為，重視細節

教學部主任吳燿光及藥學部主任吳大圩異口同聲說：「我們院長比較特別，他事必躬親。」

趙有誠的領導模式打破吳大圩對於醫院院長的認知。吳大圩過去任職醫學中心，很少看得到院長，「院長真的是高高在上，而且工作都分下去。臺北慈院很特殊，我們院長凡事親力親為，他有很好的體力及很堅強的意志力。」

吳燿光補充，「院長交辦工作不是講完就結束，他會追進度，」掌握細節到巨細靡遺的程度，「我覺得院長的腦容量好大，我都裝不了這麼多東西。他是我們學習的典範。」

胸腔內科主任藍冑進說，胸腔內科有十二個主治醫師、二十三個呼吸治療師、十五個專科護理師，再加上肺功能技術員與睡眠醫學技術員十九人，全科成員約有六十人，「我管理一個科都覺得有一點吃力了，院長管一家醫院，事情又多又雜，但從大到小，每個科、每件事，他都知道，很厲害。」

趙有誠對數字的敏感，讓護理部副主任滕安娜很佩服，「跟院長開會，簡報檔一張張講過去，院長會說第幾頁哪個數字怪怪的，要不要再算一下，重算果然是錯的。」所以滕安娜都會提醒同仁，各項報告的數字一定要確認再確認，「跟著院長做事，壓力滿大的，但進步很快。」

以身作則，身先士卒

來臺北慈院前，教學部副主任鍾瑞瑛任職過其他醫院，看過的醫院院長不止一位，「很難得看到一位院長不只是告訴你做什麼、怎麼做、要注意什麼，他自己也跳下來做，以身作則，身先士卒。」

鍾瑞瑛難忘她初來臺北慈院參加新人營的情景。新人營是每位新進同仁無關工作年資都必須參加的慈濟人文活動，其中一個環節是訪視社區中慈濟列為關懷戶的弱勢家庭，關心成員身體狀況，並為他們打掃居家環境。

那天鍾瑞瑛跟隨趙有誠及同仁進到關懷戶家中，站在光線昏暗的客廳，她疑惑為什麼整面牆黑黑的，走近才看出牆上都是蟑螂，「我超崩潰跟驚嚇。」怕蟑螂的她忍住尖叫及奪門而出的念頭，慢慢退回客廳中間，深呼吸讓自己平靜，跟著大家開始動手打掃。

「印象中，醫院院長都高高在上，動口（下指示）不動手，但看到我們院長拿著工具，在這麼可怕的環境中，彎下腰跟大家一起刷廚房刷浴室，整理髒亂不堪的環境，還親自幫關懷戶洗腳、膚慰、衛教，」鍾瑞瑛說，「這是我人生中絕無僅有的畫面。」

原是專科護理師的鍾瑞瑛，後來被借將到教學部擔任副主任，發現院長另一個厲害之處——對醫院大小事瞭若指掌。「一般來說，醫院院長比較不會知道各部門工作詳細狀況，但我們家院長對細節都很清楚。」像教學部舉辦PGY（醫學生畢業後一般醫學訓練）招生說明會，「很少有醫院院長會出席這樣的說明會，院長不但來了，學生提問時他還搶答！」

「院長個性很急，全年無休，他要找你時，天涯海角都要找到你。」鍾瑞瑛笑說，有一個假日她只是在家洗個澡，出來發現手機響過很多次，趙有誠聯絡不上她，請其他單位主管協尋，她趕緊回電，「其實院長只是要確認一件事，並不是要交付十萬火急的任務。」

「院長全年無休、全心奉獻，這我做不到。」對趙院長，她服氣！

「他是用生命在這裡承擔一切，犧牲奉獻。」副院長徐榮源也說，「這我沒辦法做到。」徐榮源跟趙有誠都是胃腸肝膽科醫師，過去在三軍總醫院當了多年同事，他比趙有誠早三年來臺北慈院，算下來兩人共事三十七年之久，「我對院長只有讚嘆和佩服！」

外科部主任程建博過去也任職三軍總醫院，十年前從三總來臺北慈院服務，驚訝地發現趙有誠不一樣了，「在三總時，院長是少將、副院長，做事一板一眼很嚴格；來慈濟後，院長的領導風格明顯不同了，變得圓融，令人覺得很親和。」

但柔和的內裡是堅強的意志。「院長剛來時，我只覺得院長很帥，講話四平八穩。」腎臟科主任洪思群很快發現他對院長的印象流於浮面，「沒有想到院長做事這麼有決心、毅力，跟在他後面很辛苦。」這些年來，洪思群看到這位院長是如何帶著使命感在做事，「醫院每週一下午召開主管會議，其實到下午真的很想睡覺，尤其是剛休完假的週一，但院長從頭到尾坐得直挺挺地聽大家講話，很不容易，心裡沒有信仰是做不到的。」

珍惜每一位同仁

「對人的尊重」是趙有誠在管理上讓營養科主任吳晶惠佩服之處，十七年來，她不曾看到院長對同仁疾言厲色，如果大家有做不好的地方，他也是委婉提醒如何改進與加強。她自己在擔任主管的路上，深受趙有誠影響。

「院長曾提醒主管們，進行工作檢討時說話要小心，你輕輕的一句話，都可能讓同事有被打一巴掌的感覺，因為主管批評、責難的話，在下屬心中，力度是會被放大的。院長還說過，穿皮鞋的永遠不要與穿草鞋的計較，因為不公平。」吳晶惠深刻體會到領導者應有的寬容與高度，「院長真是一位溫文儒雅的將軍。」

「院長珍惜每一位同仁，在他心裡，每個人都很重要。」滕安娜說，在臺北慈院，同仁要離職很難，因為院長會花很多時間跟同仁談話，而要說服院長並不容易。每當護理部有督導或護理長想離職，她都會提醒：「你要花很多時間過院長那一關喔，院長會跟你一直講一直講，講到你打消念頭。」

曾有護理長提離職，跟院長談話後打消辭意。因為她認為自己不是重要人士，但院長卻花那麼多時間跟她談話，她很不好意思，也感受到院長對她的重視，願意留下來繼續跟大家一起打拚。

滕安娜說，院方提供優秀的護理師及新晉升的護理主管公費公假在職進修，院長都請護理部安排跟大家見面，當面感謝大家對醫院的貢獻。

最不像醫院的醫院，建立同仁光榮感

「每一家醫院的每一天，都上演著生老病死，臺北慈院也不例外。不同的是，這裡濃厚的人文氣息是其他醫院絕對無法體驗的。」骨科主任洪碩穗認為，慈濟人文讓臺北慈院成為「最不像醫院的醫院」，這裡不只是工作的地方，也是學習、成長的地方，「來這裡真正學到對生命的尊重。」

「真的要走進來，你才會了解慈濟。」企劃室主任游麗穎當初只是因為找工作來到臺北慈院，與慈濟並沒有淵源，進來後才開始認識、熟悉及了解慈濟，「看到慈濟做了這麼多善事，雖然我們自己的付出沒有那麼多，但也會有一種榮譽感。」

「關鍵是，員工對任職的單位有沒有認同感，工作環境有沒有給予員工光榮感。」吳燿光說，在臺北慈院，可以感覺到同仁皆以在臺北慈院工作為榮，醫院的成就也讓同仁覺得與有榮焉。

趙有誠認為，把全院同仁凝聚在一起的除了時間，更重要的是慈濟精神，慈濟人文加上專業及團隊合心的力量，是臺北慈院最寶貴的資產，推動臺北慈濟不斷進步。

「誠正信實為大地，慈悲喜捨為和風。」是證嚴上人對慈濟人的開示與期許，趙有誠以誠為底蘊，以和風的管理風格，以及一馬當先的帶動，凝聚了臺北慈院同仁的向心力，齊步推動慈濟醫療人文。

第五章

心態改變生態，齊力實踐愛的醫療

開會前我們都先看上人開示的影片，長期聆聽上人充滿智慧的開示，每個人一定都有在某個時間得到感動與啟發，慈濟人文把大家調成頻率相同的人。

——院長趙有誠

武俠小說中常有這樣的情節：各大門派高手齊聚召開武林大會，研商如何打敗魔教惡人。起初一眾武林高手誰也不服誰，煙硝味不斷，最後在精神領袖引領下，大夥融入新門派，改變武林生態，也更有能力對抗大反派。

臺北慈院啟業後，同仁來自四面八方不同的醫療體系，各自帶著原任職醫院的工作習性及思維來到臺北慈院，磨合過程就跟武俠小說情節相似，最終大家投入「慈濟門派」，心態改變生態，大家共同形塑出屬於臺北慈院的文化。

從個人思維到團體文化的轉變，並非一蹴而成，是經過歲月累積，潛移默化而來。

慈濟人文把大家調成頻率相同的人

早年開會容易吵架，後來呢？「我們這裡很特別的一點是，開會時沒有人會拍桌子。」資訊室主任黃少甫說，其他醫院開會常見拍桌子爭得臉紅脖子粗的景象，甚至翻桌都有，但這種情況不會在臺北慈院發生。

「因為院長很有智慧，每次會議一開始，都要大家先看上人開示的影片。」副院長徐榮源笑道，看過上人輕聲細語提點大家做人做事的道理，接下來開會，誰還會大聲講話呢！

「這是我學來的。」趙有誠加入慈濟後，參加過慈濟志工們的各種會議，發現議程開始前都先放映上人開示的影片，或跟時事有關，或跟會議主題相關，「看完影片後，會場氛圍整個不一樣，感覺大家都凝聚在一起了。」趙有誠看著參加會議的眾多志工，雖然穿著同樣的慈濟「藍天白雲」志工制服，其實大家來自不同地方、不同職業，只有當志工時才聚在一起，「但開會那個當下，他們展現的合作團結，會讓你覺得他們天天在一起。」

趙有誠把這種開會模式帶回臺北慈院，實施多年。一開始並不是人人都專心，有人眼睛盯著螢幕但走神，有人看一下就低頭滑手機，但長期聆聽上人充滿智慧的開示，「在某些時候，每個人一定都有得到他感動的部分。」或因一句話轉念，或因一句話獲得啟發，或內心起了共鳴，在上人溫柔的話語聲中，慈濟人文的精神、慈濟醫療的內涵，源源進入大家的腦中，並在心底撒下種子。時間到了，種子萌芽、成長，內化於心，並轉化為行動，「大家不是被要求的，而是不自覺就往那個方向走，慈濟人文把大家調成頻率相同的人。」

「在這裡，上人的法及關心，讓我們有一個共同的目標。」整合醫學科主任王奕淳認為，理念相合讓大家有緣成為同事，比起其他醫院可能聚焦在疾病本身，臺北慈院顧病人的身也顧病人的心，對證嚴上人念茲在茲的「愛的醫療」、「全人醫療」，大家全力以赴。

慈濟志業為後盾，照護病人可以做更多

「我們有慈濟志業體的資源，這是一般醫院沒有的，很特別。」胸腔內科主任藍胄進在臺北慈院啟業初期有一個五十多歲的病人，因嚴重肺炎導致多重器官衰竭送進加護病房，「我們用盡各種最好的藥，但我們心裡有數，

他不容易救回來。」病人經濟狀況不佳，與太太離異，獨自撫養讀小學的女兒，他居住地的里長曾到醫院拜託藍胄進全力救治，不然小女孩沒了媽媽又要沒有爸爸。

但病人還是病重離世，「我們啟動醫院的急難救助，醫療費及喪葬費用都由醫院負擔，並請社區慈濟志工接手照顧小女孩。師兄師姊長期關懷，這種做法我相信沒有一家醫院做得到。」

後來藍胄進會多留意一下病人是否經濟弱勢需要幫忙，透過醫院社工以慈濟體系的資源協助，「有些弱勢病人因資格認定問題，無法使用政府的社會福利資源，但慈濟可以幫他。」而留意病人有沒有其他需要幫忙的地方，已經內化為醫護的習慣，「有時候我才要啟動，護理師已經聯絡醫院社工了。」

重視醫療價值，而不是醫療價錢

醫院要付員工薪水、購買醫療器材、維持運作，重視績效是必然的，但趙有誠到臺北慈院後發現，慈濟醫療體系跟其他醫療體系最大的不同點，在於把「價值」擺在「價錢」前面。相較於醫院賺多少錢，醫院是否收治求醫無門的病人、重症的病人、困苦的病人，才是慈濟基金會董事們最關心的事。

對此，從前服務於大型財團醫院的副院長張恒嘉深有所感，一般私人醫院重視數字，所有醫療行為都有標價，做多少手術等同多少錢，數字清清楚楚。但臺北慈院最關心的是病人接受治療後情況好不好，而不是治療這個病人讓醫院賺了多少錢。

過去任職於同一家大型財團醫院的腎臟內科醫師王奕淳也說，在過去的工作環境，分數是衡量醫師價值主要的標準，比如看多少病人、產出幾篇論文，「臺北慈院考核醫師，數字不是最重要的，這裡有更多『人』的部分，醫院更關注醫師如何照顧病人，所以在這裡工作開心很多。」

在很多醫院，醫師面對很大的業績壓力。臺北慈院醫務部主任王嘉齊有一次在外面開會，遇到熟識的其他醫院科主任，談話中得知對方已請辭，將出去開業，王嘉齊十分詫異，問對方：「你都做到科主任也升上副教授，離開不是很可惜？」對方表示：「每個月都被院長約談，要去院長室喝咖啡，壓力很大。」

「在臺北慈院，醫師、各科主任，都沒有這樣的壓力。」王嘉齊說，即使是不賺錢的科，也不會一直被檢討，「院長在意的是醫療價值有沒有發揮，而不是醫療的價錢。」

「還好我在臺北慈院。」這是皮膚科主任王淳樺的心聲，因為臺北慈院皮膚科長期缺醫師，真要算績效，皮膚科的績效不會好看，不過身為科主任的她，從來沒有來自高層的壓力。她原任職南部私立大型醫院，院方對各科每個月的業績成長，包括自費項目收入增加，都有要求，每個月印報表列出每位醫師的成績，壓力很大。「在這裡，醫師不需要有功利心，也不必練話術跟病人推銷自費項目，以顧好病人為重。」

只要對病人有利就做，儀器有需要就買

兒童發展暨復健中心主任吳欣治感恩醫院從不把業績放在前面，啟業時即來臺北慈院服務的她，一直記得趙有誠到任後跟她說：「只要對病人有利就做，醫院不要求你賺錢。」二十年來，她深刻感受到醫院從頭到尾把重點放在品質，而不只是追求量的成長。

「兒童沒有辦法製造大量業績，以健保給付來說，在兒童領域，不管是醫師還是治療師都是比較虧待。」兒童復健中心在這樣不利的狀態下仍能繼續維持，吳欣治除了感謝團隊成員，更感謝院方的支持。

「以病人為中心」甚於看診績效，讓臺北慈院的醫師無後顧之憂，全心照顧病人。

在臺北慈院，醫療儀器也是只要病人有需要就添購，即使儀器買來不符成本。眼科部的「自動化微型角膜分層切割刀」就是如此。

眼科部副主任沈姵妤指出，眼角膜移植的手術，醫學已經進步到能夠分

層移植，比如病人只有內皮細胞不好，只需移植內皮層，不必整片角膜都換掉。她解釋，整片角膜都移植，第一傷口大，第二接觸到過多不需要的組織會增加排斥的風險，長期來講失敗的風險也提高，第三恢復慢，而且可能產生高度閃光等其他問題。只移植內皮細胞層，因為接觸組織少，傷口明顯小很多，不但降低感染及排斥風險，病人恢復也快。

但要施做分層角膜移植手術，需要俗稱「微刨刀」的「自動化微型角膜分層切割刀」把捐贈者的角膜削成需要的層次，「微刨刀售價不低，以手術量來講其實不合乎成本，但院長佛心支持，為眼科部備置這樣的貴重儀器。」沈姵好說，臺北有幾家私人醫院評估後認為不合成本而不購買，需要時來跟臺北慈院租用，「把角膜帶來我們醫院分層處理後，再帶回去使用。」

「你來，就負責救病人，把病人照顧好」

胸腔外科主任謝旻孝二〇一四年在院長趙有誠力邀之下，進入臺北慈院服務，當時他其實還有四、五家醫院包括醫學中心可以考慮，「我決定來這裡，是因為趙院長跟我說：『你來，就負責救病人，把病人照顧好。』對如何提高業績讓醫院賺錢，隻字未提。」

謝旻孝在公立醫學中心接受住院醫師訓練，由於他是陽明醫學院公費生，成為主治醫師後外派澎湖服務兩年，他相當了解，即使是公立醫院，對績效也有一定要求。趙有誠這番話讓他驚訝，也深深打動了他，完全符合他對行醫的期待，「我學醫就是想幫助人，我想要的就是一個單純的工作環境，可以發揮所長。」

他說，除了肺癌手術，胸部受重大外傷而內出血的傷患也是胸腔外科醫師可以使力之處，每當為墜樓或車禍因強力撞擊下胸腔嚴重內出血的傷患動緊急手術並把人救回來，他就慶幸當年選了可以救命的科。「看著病人從傷重差點不治到可以出院，很快樂也很有成就感。」

處處為病人著想

謝旻孝對病人的照顧不只在手術室及病房，還延伸到出院後，用「方便」讓病人不因「好麻煩」而放棄術後追蹤。

癌症病人術後必須定期回診追蹤，回診分兩部分，先做肺部影像檢查，再到門診看報告，作業流程常把檢查跟門診安排在不同天，謝旻孝都安排病人，當天做檢查當天看報告，一天之內完成，讓病人不必跑兩趟。「我很多病人從中南部上來，要幫他們多著想，分兩天真的有病人就不來了。」回診結束，跟病人約下一次回診時間時，他也會問那一週是否有其他醫師的門診要看，如果有，他也盡可能幫病人「喬」到兩科同一天看診。

中醫部對病人也有類似的體貼，中醫內科主任謝伯駿說，臺北慈院很多中風病人回診復健後，接著到中醫部針灸，很多病人坐輪椅，出門是大工程，常預約復康巴士接送，「病人報到後，我們會問是否有預約復康巴士、車子幾點來接，因為這跟叫號順序有關。」依號碼叫號是原則，但若病人復康巴士到達時間會早於病人針灸時間，「我們會跟其他病人溝通能否調整號次順序，通常大家都可以接受。」

不只如此，連中藥材有葷、素之分，也為病人想到了。「開藥前我都問病人是否吃素，能否接受中藥裡有葷的成分，如果病人不能接受，就更換藥材。」中藥材阿膠、龜板、鱉甲、鹿茸、龍骨、海馬、牡蠣等都是動物性中藥材，有些素食民眾為了治病可接受，但也有人堅持一點葷都不沾，謝伯駿總不厭其煩多問一句，「免得病人看到藥袋上的中藥成分就不吃了。」

牙科部兒童牙科醫師陳宜宏每週有三個門診時段，其中週一晚上的夜診，是考量小朋友若週末牙齒有狀況，能在週一放學後有地方看牙，因為牙科診所採預約制，很難臨時掛號。他週一的夜診平均看三十多個小朋友，醫院夜診表定結束時間為九點半，他常常看診看到十一、二點，「常有小朋友因蛀牙牙痛臨時掛號看診，需補牙，我現場直接治療，不會讓他們再跑一次。」

「我們醫護人員都覺得，替病人多做一點，本來就是應該的。」護理部副主任滕安娜有一次到外面開會，其他醫院的護理師問：「你們的護理師真的帶安寧病房的病人去空中花園晒太陽？」她心想，這是稀鬆平常的事啊，大家做過更難的，曾經有癌末女病人想看海，「只要醫療團隊評估病情允許，我們就出動救護車、醫護團隊及慈濟師兄師姊隨行，圓病人的心願。」

醫病也要醫心，治好病人是醫師本分

臺北慈院不一樣的醫療價值觀，開啟副院長張恒嘉不一樣的行醫生涯，「來這裡以前，治好棘手的病人會覺得自己很厲害很偉大，但來這裡，這種觀念被顛覆了。原來，治好病人是醫師的本分。」

他也體會到，醫療不能只有醫術。在過去服務的醫院，每當他竭盡全力把心臟衰竭休克的病人搶救回來，之後帶著滿滿成就感去病房看病人時，卻發現有些病人對死裡逃生並沒有欣喜之情，「可能是他們活下來有難以承受的苦難要面對吧，但當年我覺得自己只要做好救心的工作，其他就是社工師、心理師的事情。」但來臺北慈院後，他看到慈濟是人力大動員在照顧、陪伴病人。

他印象很深的是，有一名心臟移植的病人受慈濟志工照顧及鼓勵，後來也加入志工行列，以自己換心後的新生命回饋社會。他想到在以前服務的醫院，一名年輕人接受心臟移植手術成功，卻因女朋友提分手就放棄服用抗排斥藥物，一心求死。

兩相對照，張恒嘉體悟，一個只會醫病的醫師，再怎麼努力精進醫術，但不知人傷我痛、人苦我悲，是無法真正幫助病人的。醫療不只是把病人的病治好，還要治他的心，不然醫療團隊所有的努力都將付諸流水。「以前我爸爸說我只會看一個心臟，其他什麼都不知道，我還不服氣，來這裡讓我知道『全人醫療』是一輩子的學習。」

胃腸肝膽科主任陳建華也是來到臺北慈院才明白，看病不只是看病，而是要看整個人，也就是「全人醫療」。他接受住院醫師訓練跟展開主治醫師生涯是不同醫院，「那時我們都比較重視醫療層面，這裡重視醫人醫心，不能只看病，提醒我要注意病人所有的情況。」

不是一個人做，而是一群人做

「團隊合作」在臺北慈院不是名詞，是動詞。「我們不是一個人做，而是一群人做。」趙有誠很以同仁的團隊精神為傲。

核子醫學科主任程紹智原任職三軍總醫院，來到臺北慈院後，深感團隊合作的精神讓醫療工作更有效率，而不是只靠個人專業能力解決問題。

「這裡大家志同道合，真心為病人好。當你為病人去拜託其他科醫師一起幫忙，每一位醫師都樂意跨科合作，無私協助，救病人你不是孤軍奮戰。」謝旻孝知道在有的醫院，被請託的醫師可能因怕麻煩或本位主義而拒絕。來臺北慈院任職逾十年，謝旻孝慶幸自己當初做出正確的選擇。

「小兒科有不同的次專科，當我的小病人需要會診其他次專科，請同仁幫忙也從來沒有遭遇推託。」小兒部主治醫師吳秉昇都請家長放心：「我們是一個團隊在照顧孩子。」

二〇二〇年十一月，一名懷三胞胎的產婦凌晨時分在臺北慈院早產，副院長鄭敬楓記憶猶新，醫院婦產科、兒科跟麻醉科大動員，投入接生及照護早產兒的工作。三胞胎出生時，兒科出動十個人力，三胞胎一人一張處理臺，每張處理臺有一套急救設備及三個醫護人員，由新生兒科主任趙露露指揮調度。回想那一夜，趙露露充滿感激：「那時需要很多人手，但不用號召，大家就自動過來了。」

不一樣的醫院文化

除了醫療面，臺北慈院還有其他讓同仁稱許的文化。

一是相互成就、共同成長。

副院長黃思誠曾任臺大醫院婦產部主任，退休後到臺北慈院服務，強烈感受兩邊的不同，「臺大醫院是高度競爭的環境，總有人想把你拉下來，但在這裡，醫院希望你趕快成長，會提供資源在升等之路助你一臂之力，醫師之間彼此幫助，一起成長。」他做了一個小結：「那邊競爭激烈，這邊一團和氣。」

中醫部主任吳炫璋之前任職公家醫院，離開是怕自己停滯不進步。「公家醫院容易讓人安於現狀，我動，也許人家不動。」他怕自己成為數日子等退休的醫師，決定轉換環境。取得慈濟大學整合生理暨臨床科學碩士學位後，他來到臺北慈院服務，並繼續攻讀陽明大學傳統醫藥學博士學位。喜歡教學的他，後來如願回慈濟大學學士後中醫學系教書，現在已是後中醫系系主任了。

他在臺北慈院啟業第二年到職，那時中醫科只有五位主治醫師，現在則有三十位，「後面的醫師幾乎都是我們五個人帶出來的，包括中生代，以及新一批年輕主治醫師，已經兩代了，都是我看著成長的。」他打趣說。二十年歲月，中醫科擴展為中醫部，他也從當年的主治醫師成為中醫部的領導人，「臺北慈院成就我自我精進的夢想。」

在白色巨塔，背景往往是升遷重要條件之一，時見「醫二代」、「醫三代」等著卡位。謝旻孝說：「這裡沒有這種情況，你不必擔心自己擋了誰的升官路，也不必擔心有人眼紅你表現好想拉你下來，更不必擔心功高震主。」升遷發展相對公平。而且院長搭建了非常好的舞臺，不是每個醫師都喜歡臨床照顧病人，在臺北慈院，無論喜歡臨床服務、喜歡開刀、喜歡做研究、喜歡教學帶學生，每個人都可以找到自己的定位。

二是沒有階級感，同仁如家人。

「其他醫院階級明顯，臺北慈院沒有這種感覺。」醫事放射科主任張勝昌以前任職於私立大型醫學中心，每每看到院長出巡，都是一群人簇擁著，基層同仁對院長很有距離感，「但在這裡，院長、副院長、主祕、各單位主管，跟同仁沒有上對下的那種感覺。尤其在慈濟人文營或經藏演繹的活動中，大家都是學員，更沒有距離感。」

經藏演繹是慈濟特有的人文活動，以音樂、手語、肢體動作及圖騰變換，在舞臺上詮釋佛教經典，慈濟人稱之「入經藏」。每年臺北慈院的歲末祝福，經藏演繹都是重頭戲，張勝昌幾乎年年參與。

張勝昌自己也是管理階層一員，跟醫院其他主管本來就認識，「但入經藏的時候感覺又不一樣，大家更親近，像是兄弟姊妹。」張勝昌每年都鼓勵科裡同仁參加經藏演繹，除了想讓同仁體會那種不一樣的溫暖，也能多認識其他單位同仁，有助於工作上與其他單位橫向溝通。

除了醫院主管、同仁，一起入經藏的還有慈濟志工，「師兄師姊不乏公司大老闆，但毫無高高在上的架子，而是縮小自己跟大家一起排演，那種大家一起努力完成一件事的感覺真好。」

來自三軍總醫院的風濕免疫科主任陳政宏對「沒有階級感」尤其有感，「軍系醫院權威感重，但臺北慈院，不會上級單方面命令，用權力指揮你，任何事都會溝通協調，有商有量。」

三是志工的照拂。慈濟志工是一股善的力量，也是慈濟醫院最美的風景，帶給醫師許多感動。

張恒嘉來臺北慈院前，自認對慈濟並不陌生。他讀大學時，有舍監是慈濟委員，從舍監口中聽到不少慈濟救苦濟貧的故事，也看過《慈濟》月刊，九二一大地震慈濟積極動員救災也讓他非常感動。因此臺北慈院啟業前邀請他過來，他答應了，來了之後才知道他對慈濟的了解還很淺。

他過去服務的醫院，環境清潔維護有專業清潔公司負責，沒想到在臺北慈院，他竟然看到很多師兄師姊跪在地上擦地板，連角落都沒放過，這是他從未見過的畫面。有志工連生病離世都捐出遺體當慈濟大體老師，他大為震驚，「為什麼這些人願意無所求地付出？」

隨著參與醫院各項人文活動，他逐漸有了答案，「來這裡，我自己改變很多，付出無所求是我最大的學習。」張恒嘉曾想過，如果當年沒有來臺北慈院，現在的他應該已經退休環遊世界，「但那樣的生活很無聊。」他很開心自己仍能為病人付出。

謝旻孝當初在多家醫院中選擇來臺北慈院，除了被趙有誠求才的誠懇及行醫理念打動，另一個原因是他應邀參觀臺北慈院時，在人來人往的醫院大廳，看到一位慈濟師兄彎下身撿拾地上的紙屑，「在其他醫院，除非清潔人員，通常沒有人會管地上的垃圾，但這位師兄輕輕拿起紙屑的動作，讓我感覺他愛這裡就像愛自己的家，我感受到臺北慈院不太一樣。」

志工不只照顧醫院環境，醫院內的人，從病人到同仁，也都是他們照顧的對象，慈濟醫院有「懿德爸爸」、「懿德媽媽」的制度，劃有責任區分工。

「到病房查房時，如果病人對醫護人員有誤解或不滿意，或病人心情欠佳，醫療志工及懿德爸媽會協助撫慰、陪伴，減輕我們一部分壓力。」膝關節健康促進中心主任洪碩穗很感激慈濟師兄姊的幫忙。

每當骨科醫師周博智門診從上午看到下午一、兩點，然後趕著去開刀時，「懿德爸媽都會幫我們準備點心水果，讓我墊肚子，很窩心。」這種對醫護人員的關懷，是其他醫院沒有的。

一個不一樣的愛的世界

趙有誠初來臺北慈院時，發現志工陪伴是臺北慈院一大特色，除了醫療志工、書畫志工、音樂志工，還有癌症志工、急診志工，心蓮病房志工等等。他過去服務的醫院也有志工，但人數沒有這麼多，分工也沒有這麼細。

更讓他訝異的是，慈濟志工的能量強大，與醫療團隊聯手，接力或協力照顧弱勢病人。

「這裡讓我真正了解什麼是愛，我可以看見大家做事時放了多少愛在裡面。」到任十七年，趙有誠每天都看到醫療之愛的故事出現在醫院各角落，「當整個團隊大家心中都有愛，做出來的事情就會不一樣，有感情、有溫度。」

這個愛的世界，非常不一樣。

第二部

醫者之心，白袍下的堅持與溫度

醫師的白袍不只是專業的象徵，更代表守護生命守護愛的承諾。

醫療不只是醫術，病人懷抱對臺北慈院的信任來到這裡，臺北慈院用愛與責任，把每一位病人都放在心上，不只看見「病」，更看見「人」，以人為本的醫療，來者不拒、全心陪伴，盡全力抽絲剝繭找病因，想盡辦法救治病人；醫護人員更走出醫院，把醫療送到需要的地方。

救治病人必須團隊合作與時間競速，醫師每一個診斷、每一項檢查、每一臺手術，都是時間與生命的疾奔，一棒接一棒，以愛交棒、以愛接棒，在醫療跑道上，奮力為病人爭取希望及生機，展現白袍下的堅持與溫度。

第六章

守護早到天使

照顧早產兒，看著他們轉危為安，從瘦弱到健康長大，過程中的辛苦是值得的；二十年來，我的生命價值沒有白白浪費掉。

——兒科部新生兒科主任趙露露

從臺北慈院啟業第一年起，新生兒科主任趙露露就在兒科加護病房照護早產兒。開院至二〇二五年二月，總共有一千三百零六個早產兒入院，死亡個案三十個，已有一千兩百七十六個早產兒從這裡健康出院回家。很多孩子的爸媽至今仍與趙露露保持聯繫，帶孩子到醫院看小兒科也不忘去看看她，重提「你就是露露阿姨救回來」的往事。

兒科加護病房死亡率零，怎麼做到的？

早產兒是指媽媽懷孕未滿三十七週出生的寶寶，二十幾週出生的早產兒體重極輕，小小的體形甚至沒有成人手掌大，因此早產兒有「巴掌仙子」之稱，照護難度高。

臺北慈院院長趙有誠二〇〇八年到任後，看報表發現前一年兒科加護病房死亡率為零，覺得不可思議。趙露露記得很清楚，「有一天，院長在醫院大廳喊住我，想了解這是怎麼做到的？」

「靠團隊合作！」趙露露說，她在臺大醫院接受新生兒科的專科醫師訓練，臺北慈院啟業時兒科加護病房三位經驗豐富能力強的護理師廖金蓮、廖美雁、廖梅君，也是分別從不同的醫學中心過來，「我們等於把不同醫學中心照顧早產兒的精髓全部集中起來，給寶寶最好的照護。」

「再怎麼困難的問題，我們都一起克服。」剛啟業，兒科加護病房的設備並不齊全，有時候因應早產兒的狀況必須緊急採購特定器材，「無論是大問題還是小問題，我們很齊心，從來沒有衝突及不愉快，都在很好的氣氛下把問題解決掉。」

趙露露認為，臺北慈院不同於其他醫院的氛圍，對工作也是助力。「第一次踏進這裡就感覺好像換了一個空間，讓人心境整個平和下來，我很喜歡這樣的氛圍，在這樣的環境中工作，把事情做好並不難。」

早產兒狀況多，時常半夜趕回醫院

臺北慈院啟業後第一個早產兒貝貝，媽媽因為妊娠高血壓，在懷孕二十七週時早產。貝貝出生只有七百七十公克，呼吸跟心跳都十分微弱，出現呼吸窘迫症候群，馬上送兒科加護病房搶救，然後全身都是管線的貝貝，住進了保溫箱。

兒科加護病房每天有探視時間，但貝貝媽媽太想孩子，一個深夜跑到加護病房央求護理師讓她看寶寶。當她站在保溫箱前看著心肝寶貝時，正巧聽到才下班回到家的趙露露打電話給護理師。

護理師結束通話後，貝貝媽媽好奇問：「露露醫師現在打電話來做什麼？」護理師回答，露露醫師不放心幾個寶寶，打電話來問一下寶寶的情況。貝貝媽媽又驚訝又感動。

「即使是早產兒的家長，也不完全清楚照護情況危急的早產兒要花多少心力。」趙露露說，出生體重低於兩千五百公克為低體重早產兒，低於一千公克為極低體重早產兒。極低體重的早產兒面臨呼吸窘迫症候群、開放性動脈導管、壞死性腸炎、腦室內出血、感染與免疫力低下、生長與營養等問題，併發症及後遺症都會多一些，醫護人員得做好隨時需要急救的準備，尤其二十四週、二十五週的早產兒，「因為好小好小，前幾週非常不穩定，只要一個血氧掉，血壓就跟著掉、心跳就跟著掉，就要展開急救。」

以貝貝而言，除了剛出生時的呼吸窘迫症候群，之後還歷經開放性動脈導管、腦室內出血及水腦的問題。

動脈導管是一條連接主動脈與肺動脈的血管，媽媽懷孕期間供給胎兒的氧氣及營養，就是靠動脈導管輸送到全身。寶寶出生時，動脈導管是開放的，但會慢慢關閉，如果沒有正常閉合，就稱為「開放性動脈導管」，屬於一種先天性心臟病，會導致血液異常流動，可能引發心衰竭及肺高壓和肺出血等嚴重的合併症。

貝貝當時因動脈導管沒有閉合導致嚴重肺出血，除了用藥，還需要使用高頻呼吸器。當時臺北慈院剛啟業，還沒購進高頻呼吸器，醫療團隊只有傳統呼吸器可用，趙露露守在貝貝身旁，將傳統以人工手動調整成每分鐘九十下的擬高頻呼吸率，做出高頻呼吸器的效果，治療肺部出血。

但貝貝生命跡象穩定後，趙露露在執行常規超音波檢查時發現，貝貝有嚴重的腦室內出血，血塊阻塞腦脊髓液的循環，導致併發水腦，解決方法是引流腦脊髓液來減輕腦壓。但貝貝才成人巴掌大，沒辦法使用一般規格的引流管，醫療團隊只能採取特殊方式，定時直接從腦部抽取腦脊髓液。

關關難過關關過，醫療團隊用心照護，貝貝出生兩個月後移除呼吸器，三個月大離開保溫箱，貝貝媽媽激動落淚，緊握趙露露的手無法言語。

早產兒有突發狀況時，急救及時、急救品質好，對寶寶的生存都是加分，因此趙露露一天二十四小時隨時待命。「那時醫院剛啟業，人力不足，忙到半夜才下班是常態。而早產的新生兒狀況多，有時剛回到家，接到電話又開車往醫院趕。」半夜從家裡開快車到醫院，對她來說是家常便飯。

兒科加護病房護理長林淑慧至今記得趙露露在加護病房的身影，「一整夜坐在孩子旁邊盯著生理監視器，等到孩子情況比較穩定時，通常天也亮了，但她去值班室休息一下，就又回加護病房看孩子生命徵象、看抽血報告。」至今趙露露的手機仍是一年三百六十五天都開著，包括睡覺的時候，全年都不關機。

早產兒是全身器官都不成熟的新生兒，照護上每個細節都很重要。有一次，一個媽媽看到護理師拍背安撫小寶寶，很驚訝：「原來要這樣拍！」新生兒小小一隻，怕直接拍背，手的力道太大，寶寶無法承受，護理師是隔著自己的另一隻手拍寶寶的背。

「我們做什麼、怎麼做，家長都看在眼裡，所以很放心把孩子交給我們。」

早產兒移民國外，回臺探親也探趙露露

新生兒科跟其他科不太一樣的地方是，早產兒住加護病房時，父母跟醫療團隊聯繫緊密，是並肩作戰的戰友，尤其，作戰期不短，「出生時體重不

足一千公克的早產兒，住院兩、三個月是一定要的，這樣才可能養到兩公斤。」

趙露露說，當寶寶體重達到兩千兩百公克，身上沒有任何管線且能夠自行喝奶，不需要額外醫療幫助，家長就可以接回家照顧。但寶寶出院後，還是會有很多照護上的問題，於是趙露露為早產兒父母建立群組，出院後有任何問題可隨時提問。

爸爸媽媽跟醫療團隊都維持很好的關係，媽媽們三不五時傳小朋友近照給趙露露看，很多小朋友後續也在臺北慈院打預防針，偶爾有個感冒之類的症狀到小兒科看診，也都會把小朋友帶到兒科加護病房，讓醫師阿姨、護理師阿姨看看孩子又長大了多少，分享孩子成長的喜悅。趙露露走在醫院內，也常常有媽媽帶小孩攔下她，跟孩子說：「你小時候就是露露阿姨把你救回來的。」

有一次趙露露在看門診，護理師先是跟她說外頭有爸爸媽媽帶小朋友找她，然後把小朋友更正為「大朋友」，她納悶：「我的病人都是小朋友，哪來的大朋友？」原來是以前照顧的早產兒後來全家移民國外，趁著返臺探親看爺爺奶奶，爸爸媽媽也帶孩子來給趙露露看看孩子如今的模樣，她感動地說：「他們回臺探親還來看我，意味著我也像是他們的親人吧。」

父親為早產兒辦公益畫展，潤潤長大為醫師畫像

更有早產兒的父母，以實際行動感謝及回饋醫療團隊的付出，比如潤潤的爸爸。

潤潤二〇一二年六月在臺北慈院出生，媽媽許惠清原本懷有一男一女龍鳳胎，但孕程不穩定，她再小心翼翼，仍在懷孕將近二十七週時發現哥哥沒有心跳，傷痛之餘她住進臺北慈院安胎，祈求保住另一個寶寶。安胎第七天、當時許惠清懷孕二十七週又五天，潤潤就出生了，「出生時體重一〇六〇克，只有一瓶綠茶那麼大。」兒科加護病房護理長林淑慧這樣形容當時的潤潤。

二十八週的早產兒只有吸吮能力沒有吞嚥能力，必須以口胃管餵食，每餐餵一至二毫升的牛奶，身上還有五、六種管線。趙露露記憶猶新，產後許惠清在病房虛弱得下不了床，潤潤的爸爸李俊達先進兒科加護病房看潤潤，趙露露說明潤潤的狀況時，李俊達看著保溫箱裡全身管線、每一次呼吸都很費力的女兒，一臉駭然，說不出一句話來。

潤潤出生第二週出現了壞死性腸炎，對早產兒來說是會要命的病。壞死性腸炎最棘手的是病程進展快速，幾個小時內就進展到腸穿孔或腹膜炎，容易引發敗血性休克，此時動手術都來不及。還好救治及時，潤潤過了一關。

許惠清從確認懷孕時的喜悅、得知懷雙胞胎的開心、失去一個寶寶的哀痛，到保住一個寶寶卻早產，非常徬徨無助，每一次進加護病房看潤潤都淚流滿面，還好趙露露和護理師始終陪在她身邊，讓她有堅強的後盾，也有溫柔的陪伴。許惠清視趙露露及加護病房護理師為生命中的貴人，更說趙露露是她「最珍貴的閨蜜」。

住院六十一天後，潤潤出院了，但仍面臨很多挑戰。許惠清看了很多關於早產兒的資料，得知許多併發症可能導致孩子智力或行動能力受影響。她做了心理準備，也跟李俊達說，無論潤潤以後是什麼樣子，都是他們的心肝寶貝。趙露露關注潤潤情況，一直為他們加油打氣，「早產兒的成長本來就需要比同齡小孩更多的時間，不要跟別人比較。」

還好，潤潤成長順利。她會坐後，李俊達在地板上鋪紙，擺上水彩畫筆，讓潤潤把塗鴉當作遊戲，訓練前庭平衡及小肌肉的發展，對爬行及學走都有幫助。潤潤兩歲九個月時，能用筷子夾起玻璃彈珠，不只李俊達夫婦，連趙露露都很驚訝，這種精細動作一般要四至五歲才發展出來，「表示潤潤精細動作發展得很好。」

潤潤兩歲多時，李俊達和許惠清帶她參加臺北慈院早產兒回娘家的活動，發現潤潤雖然難照顧，但腦部、心臟、眼睛都沒受影響，相較於有後遺症的早產兒，他們何其幸運。早產兒家庭一路上都很不容易，夫妻倆感觸很深，思索能不能為早產兒做些什麼。

李俊達是畫家，從潤潤住進加護病房，他就開始畫畫記錄潤潤的成長，他們決定以這些畫作舉辦早產兒公益畫展，定名「獻給不在約定時間內相見的父母及寶貝」，並舉辦義賣，將盈餘用來購買早產兒用得到的物資如小奶嘴、小帽子、小襪子，回饋臺北慈院兒科加護病房。

「大概潤潤三歲的時候，爸爸牽著她來醫院找我，遞給我邀請卡，邀我參加這場特別的畫展。」趙露露依約出席畫展開幕式，其中一幅潤潤趴在加護病房保溫箱內的畫作，讓趙露露憶起她選擇新生兒科的初衷。

她在臺大接受住院醫師訓練時，有一晚在兒科加護病房值班，一個在保溫箱裡的寶寶睜著眼睛看來看去，骨碌骨碌轉的眼睛看著保溫箱外面也看著趙露露，「我感覺寶寶在告訴我，『我想長大，離開保溫箱看這個世界！』」那一刻，趙露露堅定了走新生兒科的志向。

趙露露想認購這幅畫作，李俊達不賣，而是送給了她。她把畫作掛在兒科加護病房外頭的牆上，用來鼓勵早產兒的父母。畫中的潤潤，白白胖胖、身上沒有任何管線，原來李俊達把當時的心願投射在畫作中，希望潤潤能早日移除身上所有管線，平安健康長大。

潤潤一家三口跟趙露露一直保持聯絡，潤潤成長過程中也展現畫畫長才，四歲時就畫一幅以貓咪為主角的畫送給喜歡貓的趙露露。二〇二一年年底，潤潤為趙露露畫了人像，送到臺北慈院兒科加護病房給趙露露，恭喜她當選「優良醫師楷模」，也為兒科加護病房內潤潤的小小學弟妹們以及新冠疫情期間堅守工作崗位的醫護人員加油打氣。那時九歲的潤潤，身高已經快要趕上趙露露。

感恩醫師，以醫師姓名為孩子命名

另一個早產兒的父母，則是以趙露露和媽媽婦產科主治醫師的名字為寶寶命名，表達他們無法言喻的感謝。

這個寶寶的媽媽是高齡懷孕，懷孕後情況不佳，懷孕二十五週時安胎安不住，寶寶提早報到，出生時八百公克，旋即送進兒科加護病房插管，媽媽也因產後身體狀況不好進了加護病房。

二十五週的早產兒生命徵象很不穩定，照護挑戰大，趙露露必須跟媽媽說明情況，為媽媽做心理建設。產後身體虛弱躺在病床上的媽媽，既擔心寶寶的狀況，又擔心醫療費用。先生是臨時工收入不穩定，她在工廠工作薪水也微薄，她原本以為生產隔天就可以出院回去上班賺孩子奶粉錢，沒想到她跟孩子都進了加護病房，這讓她非常焦慮。

寶寶的爸爸第一次進加護病房看寶寶時，一臉愁容，沒有迎來新生命的喜悅，他看著孩子說：「你投錯胎了。」太太跟孩子都在加護病房，龐大的醫療費如何是好？趙露露向寶寶爸爸說明，不必擔心，健保會給付大部分費用，接著又對這名爸爸說：「孩子跟你有緣才到你們家，媽媽也不想這麼早把寶寶生出來，我們會照顧好孩子的。」

但寶寶出生第三、四天，趙露露發現寶寶心臟有開放性動脈導管的問題，用藥治療一個療程兩萬元，健保不給付。那天寶寶爸爸沒有到醫院，她打電話跟爸爸說明孩子心臟發生了什麼問題、如何治療及治療費用多少。

電話那頭，爸爸沉默了一會，問：「沒有錢怎麼辦？」

趙露露明白，即使爸爸說寶寶投錯胎，也沒有天天探視寶寶，但他心裡還是愛孩子的，他擔心的不是沒錢，而是沒錢會讓寶寶得不到治療。「我跟他說，其他小朋友得到的治療，你的寶寶一樣都會有，錢的部分不必擔心，醫院會想辦法幫忙。」電話中傳來爸爸的哭聲，令趙露露心酸，所幸寶寶的心臟問題順利治好了。

通常寶寶滿月前，父母會去到戶政事務所報戶口，報了戶口寶寶就有名字，醫護團隊常常很好奇父母為寶寶取什麼名字。這個寶寶滿月時，趙露露查房，護理師跟她招手，「趙醫師，要不要來看這個寶寶取什麼名字？」

「寶寶名叫『趙倫』，趙代表我，爸爸說是我把孩子救回來的，孩子的名字一定要跟我有關，但男孩子不好用『露』，所以用『趙』；『倫』代表婦產科醫師曾倫娜，感謝太太產後在加護病房得到曾倫娜醫師很好的照顧。」趙露露講起這段往事，臉上滿是欣慰，「每個早產兒的背後都是一個家庭，如果沒救成功，會造成家庭一部分的破碎，救回來，家就完整了。」

跟寶寶道別……

趙露露照顧過體重最輕的早產兒只有六百公克，「不過早產兒好不好救或需要在加護病房待多久，體重只是參考。一樣的週數或雙胞胎，每個孩子也都不一樣，因為併發症的發生難以預期，細菌感染或腸子發炎都會導致住院時間拉長。」

醫師不是神，無法救回每個早產兒，當寶寶情況很不好、預估快離開了，趙露露會請護理師聯絡爸爸媽媽來抱抱孩子，跟孩子告別，「抱過孩子，對媽媽至少是一種安慰。」

讓爸爸媽媽有跟孩子道別的機會，跟趙露露在當住院醫師時看到的一幕有關，有一天她在兒科加護病房看到一個年輕媽媽接過小小的寶寶抱在懷中，喚著寶寶的小名，哭著說：「媽媽都還沒抱過你，你就要走了。」當時還年輕的趙露露很震撼，原來媽媽會在寶寶還在肚子裡時就取小名，顯示媽媽多期待小生命出生，孩子走了對她們是多大的打擊。

當年的震撼與難過，讓趙露露後來思索，如果寶寶救不回來，怎麼樣會讓爸爸媽媽好過一些。「爸爸媽媽都知道我們盡力了，雖然小朋友走了，他們還是會跟你說謝謝。」每每這種時候，趙露露都要忍住淚崩，安慰失去孩子的父母。

幸好多數早產兒都有快樂結局，能被爸爸媽媽接回家。「新生兒科是充滿希望的科，照顧早產兒尤其有成就感。他們只是提早來到世上，只要你好好地、細心地照顧他們，讓併發症或後遺症減少或甚至沒有，他們長大後就跟足月生產的孩子一樣。」趙露露說。

照顧早產兒，二十年來生命價值沒有白白浪費

醫院啟業那年她照顧的第一批早產兒，今年二十歲成年了。當年的忙碌與疲憊令趙露露搖頭，但說到第一年照顧的小朋友已經上大學，她開心笑了，「看到他們長那麼大，健健康康，你會覺得，當初的辛苦是值得的，二

十年來我的生命價值沒有白白浪費掉。」

趙露露到外面開會，都會碰到一樣走新生兒科的學長學姊，大家都說她好堅強，在第一線撐這麼久。其實長期高強度工作，曾讓趙露露想過要不要轉到診所工作，上下班時間固定，也不必擔心病人病情隨時變化，但想到早產兒父母的無助、看到保溫箱裡脆弱的小生命，使命感又湧了上來，「這是我的責任！」

「選擇新生兒科可能在爸爸媽媽為我取名時就注定了。」趙露露笑說，她名字中的「露」意為朝露，「就是要灌溉小幼苗，我在新生兒科就是照顧小小幼苗，讓他們平安健康長大。」

第七章

陪你走這段人生崎嶇路

哪怕我們在見到孩子的第一面時，就知道他不會活很久，可是如果你可以陪伴他，哪怕多短，對這個孩子跟他的家人都是有意義的。

——小兒神經科醫師蔡文心

新生命的到來讓人間充滿希望，但有些孩子是帶著壽命有限的特殊疾病來到人世，陌生難解的病名貼在他們身上，注定人生路途每一步都走得艱辛；而被命運考驗的不只這些小生命，還有他們的父母。二十年來，臺北慈院小兒部小兒神經科醫師蔡文心，抱著「陪伴本身就是意義」的信念，陪病兒及他們的父母，走這段崎嶇坎坷的路。

命理師說孩子活不過四歲，謝謝醫師讓他活到四歲

小兒神經是小兒科底下一個次專科，包括癲癇、發展遲緩、腦性麻痺、神經肌肉疾病、罕見基因神經疾病等都是診療範疇。「罹患特殊疾病的小病人，爸爸媽媽帶起來很辛苦，有時候進診間才講幾句話，媽媽眼淚就掉不停。」蔡文心說。但對爸媽來說，就算孩子智能不足、說話只能咿咿啊啊、無法自己進食及走路、只能癱在輪椅上或臥床，都是自己的心肝寶貝。

每個病兒的故事，都深深烙在蔡文心的心中。

早年有個小男孩，因基因突變造成癲癇性腦病變。如果一般癲癇是「電力短路」，癲癇性腦病變則是「整個電路長期持續混亂，導致系統損壞」，造成腦部功能障礙，孩子認知、行為、語言、運動等多方面的發展都受影響。這個小病人就是如此，智能不足、肢體發展遲緩，無法翻身坐臥，也無法自行進食，經常會嗆到，體弱多病，頻繁進出醫院。蔡文心從孩子一歲左右開始照顧他，幾年過去了，蔡文心之於小男孩的爸爸媽媽，不只是他們信任的醫師，也有著家人般的情誼。

有一天，蔡文心門診看到一半，小男孩的爸爸敲門進診間，他專誠送蛋糕到醫院給蔡文心，那天是小男孩四歲生日，爸爸說，孩子出生後他去算命，命理師說孩子活不過四歲，「謝謝蔡醫師讓他活到四歲。」

多振奮人心的好消息，短短幾句話，讓蔡文心一天的疲累都消失。那時孩子就讀公立國小幼兒園特教班，一切似乎都朝好的方向走。

但沒能開心太久，幾個星期後的某一天，急診通知蔡文心：「蔡醫師，救護車剛剛送來你的病人，在急救。」正在看門診的她趕過去，原來孩子在幼兒園嗆奶，沒了呼吸心跳，送到醫院急救三十分鐘後仍無效，依經驗，孩子回天乏術，蔡文心忍著難過，問媽媽是否放棄急救，媽媽無法作主，只能趕緊聯繫先生。

那天小男孩的爸爸到臺中出差，孩子出事時他已知道，正在趕回臺北的路上，但以高鐵時間計，至少要再搶救一個多小時，爸爸才會到達。蔡文心在電話中告訴爸爸，如果持續急救，孩子的肋骨會斷、七孔都會流血……基於對蔡文心的信任，爸爸忍痛放棄急救。等爸爸抵達醫院，孩子大體已送進助念室，爸爸跑到蔡文心診間，抱著她痛哭失聲。

「小男孩的告別式，我們醫護人員也參加了。一年後，孩子生日那天，爸爸一樣送了孩子的生日蛋糕到我診間……」即使過了多年，這段往事仍讓蔡文心濕了眼眶。

小男孩的媽媽在事後情緒比較平靜時，謝謝蔡文心為孩子做出最好的決定。「我自己也是媽媽，將心比心，當然捨不得孩子，放手很難，但要學習。」

放手是一門大學問

二〇二四年年底，蔡文心又遭逢勸家長放手的場景，這回，是她照顧了十多年的小病人，小名「妹妹」，罹患的疾病是基因突變導致嚴重發展遲緩的「類蕾特氏症」。

說是小病人，但「妹妹」已經二十五歲，蔡文心大約從臺北慈院啟業第二年開始照顧她，那時妹妹七歲，但因嚴重發展遲緩，只有相當一歲小孩的智力，沒有行走能力，不是臥床就是坐輪椅。

妹妹小時候常在晚上睡前哭鬧不休，怕吵到同住長輩及鄰居，爸爸或媽媽都得背起她，開車載她出去繞啊繞的，直到她睡著再把車開回家。蔡文心經過一系列的檢查，發現妹妹有腦波異常放電的情況，又經多方嘗試，終於找到合適的藥物，大幅改善孩子睡眠狀況，爸爸媽媽晚上得以休息，隔天有精神上班，這個家庭的情況才算穩定下來。

妹妹的父母很信任蔡文心，依就醫年齡劃分，滿十八歲就不歸小兒科管，但每次妹妹送急診，爸爸都打電話給蔡文心，拜託她讓妹妹轉到兒科，「爸爸認為我最了解妹妹，也能夠以他期望的方式治療妹妹。」蔡文心說，罹患罕見疾病的孩子，無論幾歲了，在爸媽眼中永遠都是小孩，「在我眼中也是。」

靠著藥物控制病情、定時回診，加上爸媽未曾中斷地帶孩子到醫院復健，妹妹就這樣長到了二十五歲，雖然智力永遠停留在一歲，「但你逗她，她會笑，很可愛的。」每回跟妹妹在醫院見面，蔡文心都會跟妹妹玩拍拍手的遊戲，看著妹妹露出天真的笑容，她很心疼，因為妹妹的身體備受折磨。

半臥床的狀態導致妹妹很容易呼吸道感染，「這些年來不曉得多少次流感重症、嚴重肺炎必須插管，加護病房一住就一個多月。」蔡文心說，二〇二四年過年前，妹妹又因嚴重肺炎住院，好不容易出院了，年底又入院，但出院兩個星期後再度入院。有一天早上，病房通知開會中的蔡文心，孩子危急正在搶救，她衝到病房，孩子一口痰卡住，沒了吸呼心跳，搶救後雖然恢復呼吸心跳，但蔡文心研判，如果不使用強心劑等藥物，孩子可能在一天之內離去。

由於這一次住院後，妹妹的爸爸媽媽曾提到，這麼多年孩子一直在受苦，如果再有什麼情況，不希望孩子再插管進加護病房住一個多月。眼前妹妹命如危卵，爸爸媽媽想好了嗎？

蔡文心詳細說明妹妹面臨的情況，「如果積極搶救就又走上同樣的路。你們願意嗎？」幾經考慮，爸爸媽媽忍痛同意醫療只給孩子最基本的支持，不再強力介入，妹妹在隔天早上離開了，爸爸媽媽哀慟欲絕，蔡文心的難過也不比他們少。

不只照顧病童，而是照顧一個家

「但對這樣的家庭，有時候你必須幫助他們做出一個相對比較好的決定，而且要讓他們可以釋懷。」蔡文心說，這是身為醫者的責任。

比如四歲小男孩，算命先生鐵口直斷活不過四歲，雖然只活過四歲短短幾週時間，但爸爸媽媽心裡安慰很多，也很感激醫護對孩子的照顧。事情已經過了十多年，小男孩的媽媽至今仍和蔡文心保持聯繫，蔡文心每天早上都會收到媽媽傳的早安圖，「而且媽媽很感人，自己的孩子不在了，她把小愛化為大愛，去小學特教班當志工，協助照顧其他特殊孩子。」

二十五歲的「妹妹」，爸爸在外賺錢養家，媽媽全職在家照顧女兒，但深愛女兒的爸爸每天下班回家後，接手幫女兒拍痰、為女兒復健，女兒住院，他也會請假跟太太一起照顧，就這樣一路到女兒二十五歲，「在最後階段要爸爸放手非常不容易。」後來爸爸告訴蔡文心，要不是考慮太太照顧女兒身心幾近失衡，怕太太垮掉，他很想不顧一切把女兒強留在身邊。「我跟爸爸說，如果問我的意見，放手是對的，那麼多年來，孩子苦，你們也苦。」

長期陪伴這個家庭，蔡文心覺得爸爸也快垮了。妹妹人生最後一個月住院兩次，中間有兩個星期在家，爸爸幾乎沒有睡眠，夜裡不停為女兒拍痰抽痰，唯恐有個萬一。蔡文心要他們轉念，孩子到另一個世界，從此不再有病痛了。

「對這樣的孩子，醫師不是只照顧病童，而是照顧整個家。」蔡文心看過夫妻因照顧孩子未能同步，摩擦、衝突不斷，一方認為自己做到九十九分甚至一百分，但配偶只做到七十、八十分，「這中間分數的落差造成夫妻失和。」有人因此離婚，剩下一方獨力照顧孩子。誰不愛自己的小孩？只是，要求夫妻照顧孩子水準一致有困難，「每個人都很難，包容體諒在這樣的家庭更重要。」

在診間，蔡文心不時要開導這些爸爸媽媽，尤其多數家庭主要照顧者都是媽媽，她不厭其煩地提醒：「有快樂的媽媽，才有快樂的小孩，把自己照顧好，才能把小孩照顧好，親子會互相影響。」

為了減緩家長的焦慮，及時提供家長協助，蔡文心讓家長可以透過社群軟體直接聯繫她，「當有人覺得他求助無門，只有找我，對我意義非常重大，拔苦予樂也是醫師做這個工作的意義。」

小病人獲總統教育獎

還好蔡文心的小病人不盡然是悲傷的故事，提起得過總統教育獎等多個獎項的小宇，她就像是一個以孩子為榮的媽媽，「小宇跟我大兒子同年，十八歲，也像我兒子。」

小宇罹患有「粒線體代謝異常」中的「短鏈脂肪酸去氫酶缺乏症」罕見疾病。蔡文心解釋，粒線體是身體細胞的「發電廠」，負責產生能量，當粒線體的基因出現缺陷，會導致細胞無法正常代謝，身體能量供應不足，進而影響中樞神經系統與身體主要器官，導致病童出現癲癇、發展遲緩、肌無力等症狀；「短鏈脂肪酸去氫酶」則是一種存在於粒線體中的酵素，負責分解短鏈脂肪酸來產生能量，缺乏這這個酵素，身體無法利用脂肪產生能量，在人體發燒、生病時，也會導致能量缺乏、代謝失衡。

這種罕病在小宇身上造成的影響，就是他從出生起就常電力匱乏甚至斷電，發展遲緩，該翻身的時候不會翻身，學坐、學爬、學站、學走都落後同齡小朋友，而且一生病就需要送急診，從小到大住院將近七十次。「小宇生病的時候因為能量供應不及，本來會講話會變成不會講話，會走路變成不會走路，接受治療才慢慢康復。」

但粒線體代謝異常目前無藥可醫，只有一些藥物能幫助症狀改善，小宇生病時，只能以支持性療法補充能量，幫助小宇度過生病期。進入快速成長的青春期，身體能量更加供不應求，影響小宇心肺功能，他國中開始需要使用呼吸器和氧氣機，蔡文心很心疼，「小宇每天都需要很多睡眠，加上經常住院請假，影響在學校的學習，但他盡量把握能學習的時間，得過很多獎。」對小宇得過的榮耀，蔡文心如數家珍，「最厲害的是二〇二三年獲得總統教育獎，還有多益考了八百多分。」

「小宇的媽媽很偉大，是小宇能健康成長的路途上最大的力量。」蔡文心對小宇媽媽佩服得不得了，是媽媽不屈不撓地四處求醫，才幫助孩子找到正確的診斷，「媽媽為了小宇，放棄公務人員的工作，還讀書進修，通過甄審取得兒童發展師資格，自己教導小宇。」

兒童發展師是兒童成長的規劃與實踐者，具備觀察及發現兒童發展異常的能力，能夠尋因、訓練並矯正兒童發展的遲緩、偏差或障礙，並激發兒童優質潛能，提升並平衡其弱勢能力。媽媽發現小宇有拉小提琴的天分，讓小宇學小提琴，也藉以鍛鍊無力的手指。小宇國小、國中都是學校弦樂團成員，經常參與公益演出，曾在臺北慈院陽光大廳拉小提琴給大家聽，當時蔡文心也到場聆聽，為小宇送上鼓勵的掌聲。

「不生病的時候，小宇看起來跟正常的孩子沒兩樣。」蔡文心說，小宇媽媽含辛茹苦把小宇拉拔到長大，甚至已經長到一百八十公分高，小宇專注拉琴的時候，不認識小宇的人根本想不到眼前的孩子患有罕見疾病。

恆持一念心，珍惜每一次呼吸、每一個心跳

當初選科時，神經內科跟小兒科都是蔡文心的選項，「實習時我對神經內科很感興趣，後來在新生兒加護病房看到生病的新生兒，覺得可以照顧這

些嬰兒讓他們長大很棒，是我更想做的事情。」決定走小兒科後，她對神經的奧祕無法忘情，索性以小兒神經科做為自己的次專科，「兩邊都有了。」

決定走小兒科時，蔡文心懷抱治好生病孩子的大志，雖然在小兒神經科領域有些孩子注定救不回，「哪怕我們在見到孩子的第一面時，就知道他不會活很久，但如果你可以陪伴他，哪怕多短，對這個孩子跟他的家人都是有意義的。」

「生老病死，都是醫師要面對的。」她笑說，神經內科年老病人多，中風病人也多，更接近「老」、「病」、「死」，「至少我們兒科沒有『老』，主要是『生』跟『病』，『死』再少一些更好。」醫學不斷進步，蔡文心許願這群孩子可以走到有藥可醫的時候。

蔡文心生長於花蓮，小時候隨爸媽到靜思精舍，每回都彷彿有回家的感覺，從小就默默希望將來跟慈濟有長久的連結，升主治醫師後，剛好臺北慈院啟業，她歡歡喜喜來這裡任職，證嚴上人是她的精神導師。

「上人說『恆持一念心』，堅定走在自己選擇的路上就對了，我喜歡醫師的工作、喜歡幫助病人、喜歡看到小孩的微笑，也喜歡看到病童父母受到幫助之後那種安心。我會一直走下去。」照顧的孩子走到人生終點，她也是靠上人的法調適心情，「人生無常，特殊疾病的孩子一生短暫又辛苦，但也許他們就是要來走這一段，帶給別人生命的啟發。」

她自己也獲得很大的啟發：人生在世，當珍惜每一次呼吸、每一個心跳，並活在當下。

第八章

疑難重症，抽絲剝繭找答案

一些很特別的病症，要像「名偵探柯南」一樣抽絲剝繭，從蛛絲馬跡來尋找病因，還要查閱大量醫學文獻，真的很不容易。但你不做，病人就沒有希望。

——風濕免疫科主任陳政宏

蘇薩克氏症候群、抗NMDA受體腦炎、抗磷脂抗體症候群、顯微多發性血管炎……這些拗口的病名，絕大多數人聽都沒聽過，卻是臺北慈院風濕免疫科主任陳政宏面對的強勁對手。

「風濕免疫科的疾病有一個特性，就是症狀多樣、初期診斷不易。」陳政宏說，這類疾病肇因於免疫系統失調，影響皮膚、肌肉、血管、關節及內臟器官，需結合臨床症狀、身體檢查、實驗室數據、影像檢查及專科醫師的綜合判斷。罕見的風濕免疫疾病臨床案例極少，更加提高診斷及治療的難度，醫師必須像偵探般抽絲剝繭，從蛛絲馬跡來尋找病因，還要查閱大量醫學文獻。這種精神，讓陳政宏在一名二十二歲女孩身上，發現臺灣第一例蘇薩克氏症候群。

診斷出臺灣首例蘇薩克氏症候群

家在宜蘭的小惠，懷抱開咖啡店的夢想在咖啡店工作，但二〇一七年，才二十二歲的她得了怪病，打亂了人生規劃。

二〇一七年剛邁入五月，一向身體健康的小惠頭暈嘔吐，診所醫師診斷為腸胃型感冒，但吃藥沒能緩解症狀，隔天症狀加重讓她更不舒服，爸媽帶她去醫院急診，因陸續出現指甲瘀血、關節疼痛、耳鳴、視力模糊等症狀，收治住院，但抽血、做電腦斷層、磁振造影，都沒有明顯異常。住院五天後，醫師建議轉到臺北的大醫院進一步檢查。

媽媽帶小惠到臺北一家大型醫學中心急診，但一連串檢查，結果也都正常，醫師建議改掛門診處置。小惠媽媽急得快哭出來，女兒明明就有問題，她想了想，攙扶女兒上車，這回目的地是臺北慈院。

在臺北慈院急診室，急診內科醫師陳玉龍初步診查也找不到病因，小惠媽媽擔心醫院趕人，陳玉龍認為二十幾歲的年輕人走不了路，確實有問題，他告訴小惠媽媽放心，醫院不會請她們走的。陳玉龍懷疑小惠是免疫系統出問題，立即聯絡陳政宏，說明小惠情況，陳政宏猶不猶豫答應收治小惠住院，讓小惠媽媽放下心中大石。

其實收治病情突發、病因又不明的病人，醫師風險很大，因為病因不明就難以治療，找答案又需要時間，萬一中間病人病情發生變化，還可能引發醫療糾紛，「壓力滿大的。」陳政宏說。但他願意承擔壓力及風險，當起偵探，在迷霧中找出小惠的病因。

住院後，經專科護理師倪藝嘉再仔細檢查，在小惠皮膚和指甲上發現出血點，綜合小惠全身關節痠痛、驗血發炎指數高，懷疑這些出血點是一種自體免疫疾病血管炎的皮膚表現。

正常情況下，罹患風濕免疫疾病的病人，體內會出現有害抗體，可透過檢驗血清中疾病對應的抗體指標來鑑別診斷，但前提是醫師已經有懷疑的目標，比如血管炎、紅斑性狼瘡、乾燥症等。小惠的症狀雖然指向風濕免疫疾病，但範圍廣大，於是陳政宏採取「排除法」，列出小惠各種症狀，以疑似病因進行抗體檢測，也依據臨床症狀會診耳鼻喉科、神經內科、眼科，集團隊之力，希望早日「破案」。

陳政宏埋首於資訊大海中，查閱大量國外醫學文獻，交叉比對小惠各種臨床症狀跟抽血檢查結果，逐一排除十多種風濕免疫相關疾病，同時從各科對小惠的各種檢查報告中找線索，最後在眼科這邊發現突破點。眼科醫師詹立瑋對小惠做螢光眼底攝影檢查，發現小視網膜動脈發炎得厲害，出現棉花狀斑塊，周邊還有很多視網膜動脈阻塞。

綜合小惠當時視野缺損、聽力受損、走路不穩等症狀，陳政宏確認小惠罹患極為罕見的自體免疫微血管疾病「蘇薩克氏症候群」（Susac's Syndrome），由美國神經科醫師約翰·蘇薩克（John Susac）在一九七九年首度發表病例。由於免疫系統攻擊微小血管內皮細胞，造成血管發炎、栓塞及組織缺氧，腦部、眼睛和內耳是主要受影響部位，會出現的症狀包括頭痛、認知混亂、癲癇、行為異常、視力模糊、視野缺損、耳鳴、聽力受損、平衡異常等等。

從一九七九年第一例病例被報導，至今全球確診病例約五百例，以年輕女性居多，小惠是全臺第一個確診蘇薩克氏症候群的病人。

但也因病例少，國際上有關蘇薩克氏症的臨床資料相當有限，也沒有標準化治療模式，陳政宏以多年治療血管炎的經驗擬訂治療計畫，先以高劑量類固醇脈衝療法做前導治療，讓免疫系統停止攻擊自身；病情穩定後，再定期施打生物製劑維持病情穩定、降低復發風險。

治療啟動後，隨著療程推進，小惠一天比一天進步，關節疼痛及指甲的紫斑瘀血逐漸消失，暈眩、噁心也有了改善，能從病床上起身坐立及嘗試行走，雖然步態仍不穩，但已經讓小惠跟媽媽欣喜不已，醫療團隊也很振奮。五月底，小惠病情控制良好，行走步態穩定許多，打完第一劑生物製劑，陳政宏安排小惠返家「中場」休息，六月上旬小惠再度回臺北慈院住院接續療程，臺北慈院也針對小惠想回咖啡店上班的心願安排復健計畫。

兩週的住院治療及復健結束後，小惠「畢業」了，出院前她寫感謝卡給醫療團隊：「感謝你們給我第二次生命，這一路我不孤單！」八月底小惠回診，陳政宏從抽血各項指標，認為小惠重回職場不成問題。風濕免疫科專科護理師倪藝嘉特地買了白色手錶送給小惠，倪藝嘉跟小惠說：「生病只是人生的一部分，純白表示全新的開始，新的手錶表示新的未來，接下來的日子，分分秒秒都是你自己去創造的！」小惠和倪藝嘉相擁，心中滿是感動。

陳政宏指出，過去英國一名確診蘇薩克氏症候群的十九歲女孩，因傷及大腦記憶區，只記得二十四小時之內的事，還好小惠沒有記憶受損。更讓陳政安欣慰的是，「小惠結婚了，也當了媽媽，小孩滿月時抱著孩子來醫院看我。」陳政宏手機裡存有小惠母子的照片。他說，如果當時找不出病因，依病程進展，小惠後來可能失明臥床，無法擁有現在的幸福。

難纏的抗NMDA受體腦炎，救一人救全家

小惠的人生因陳政宏而改寫，而對生病時已經生育兩個孩子的小純來說，陳政宏不但救回她，更救了她整個家。

陳政宏陪小純對抗的是屬於罕見疾病的「抗NMDA受體腦炎」，一種自體免疫性腦炎。

NMDA（N-methyl-D-aspartate）受體是腦中負責記憶、學習與情緒調節的重要神經傳導受體，當病人自身的免疫系統產生攻擊NMDA受體的抗

體，將導致神經功能異常與腦部發炎，引發一系列精神、神經與行為問題。發病初期病人情緒混亂、躁動，常被誤診為精神疾病，隨著病程進展，陸續出現癲癇、自主神經功能障礙、意識喪失昏迷、呼吸困難甚至呼吸衰竭需要插管。

小純發病完全符合醫學文獻所言。二〇二三年八月下旬的一天，小純下班後情緒大失控，先生帶她到住家附近的醫院急診，精神科醫師幫小純打了鎮靜劑後返家。接下來幾天，小純精神狀態一天比一天糟，先生再度帶她就醫住院，後因癲癇發作、意識變差，轉診到附近一家大型醫學中心，檢查出小純罹患抗NMDA受體腦炎。

「這個疾病很多病例跟腫瘤有關，女性最常見的是卵巢畸胎瘤。」陳政宏說，畸胎瘤內有包括腦細胞在內的許多不同形態細胞，會引發免疫系統誘發抗體，進而出現各種神經症狀。」醫學中心發現小純有畸胎瘤，將之切除，但歷經八位主治醫師，免疫製劑、類固醇脈衝和血漿置換術等都派上用場，小純的病情還是沒有起色。

小純在該醫學中心住院三個月又二十天，其中七十一天在加護病房，歷經呼吸衰竭插管、菌血症的威脅，終於轉危為安，轉入一般病房。雖仍昏迷沒有意識，但已沒有迫切的醫療需求，院方因而希望家屬接回家或轉到安養機構照顧。

小純跟先生高學歷、工作穩定，有兩個分別五歲、兩歲的孩子，原本和樂的家庭已因女主人生病而大亂，如果小純再長期臥床，對整個家，對先生、孩子，是多麼大的打擊。

小純的先生不放棄，查資料得知臺中慈院曾有治癒自體免疫腦炎的案例，希望到慈濟醫療體系為太太找生機。在人醫會藥師蘇芳霈協助下，二〇二三年年底，臺北慈院收治小純住院，以風濕免疫科為首，組成醫療團隊救治小純，成員包括神經內科、中醫科等醫護人員。

「小純來我們這裡時，身上有三管——鼻胃管、氣切管、尿管，生命徵象穩定但沒有意識，對聲音毫無反應。」陳政宏回憶，小純眼睛睜著時，只看上頭的天花板，不會與人對視，偶爾癲癇還會發作。

這是陳政宏行醫以來第一次治療自體免疫腦炎病人，他仔細了解小純先前在另一家醫學中心的治療過程，訂出「殲敵計畫」。轉院前，小純曾接受血漿置換，但陳政宏覺得治療流程與順序應該調整，於是另外規劃六個療程的生物製劑和免疫球蛋白治療，為小純進行免疫調節。

中醫部主任吳炫璋為小純在頭皮上針灸，調節大腦功能，並以中藥幫助腦部循環以盡快恢復意識，每次免疫療程結束都讓小純喝水煎藥，用來清熱化痰、滋陰降火；小純淺眠、常作噩夢的情況，也以寧心安神的中藥來改善。

中西醫合療，不到一個月，小純病情真的好轉了，眼球可以依指令移動，也移除氣切管，開始自主呼吸。快過年了，小純跟小惠一樣獲得「中場休息」的機會，出院回家過年，二〇二四年二月底再入院展開新療程。

用藥、復健、針灸多管齊下，小純陸續移除身上其他管路，三月中旬出院時，她已經可以自行從椅子上起身，並且不靠扶手走幾步路。回家休養期間持續復健，家庭逐漸回到正常軌道。二〇二五年一月，小純重回職場，人生也重回正軌。

當病人是自己同事時……

發現國內首例蘇薩克氏症候群病例、首度治療自體免疫腦炎成功，都是陳政宏為自己行醫生涯寫下的紀錄。而三年前救治自家同事、骨科部醫師周博智，從毫無頭緒到揪出元凶「抗磷脂抗體症候群」，讓一度病危的周博智重回工作崗位行醫救人，也使陳政宏寫下難忘的篇章。

二〇二二年一月十二日，周博智打完第三劑新冠疫苗，隔天開始感覺疲、累、喘。他平常在醫院把爬十層樓當作運動，工作之餘也跑步、騎腳踏車，健康狀況良好，但打完疫苗後，他描述：「每天就是起起伏伏的眩暈，胸悶心悸，連走平路都大喘。」一月底有一天看診時，眼前一黑，胸口彷彿被人勒住不放，同事用輪椅推他去急診，抽血、照電腦斷層、做心肺超音波，都沒有異狀，排除心肌炎、心肌梗塞等危及生命的心臟疾病，他稍稍安心。

幾天後就是農曆新年，但小年夜中午他昏倒在自家沙發上，救護車送他到鄰近責任醫院急診，一樣排除心臟發生問題。拿藥回家後，傍晚他又喘不過氣癱在沙發上，「想說再打一一九可能被當成焦慮或慮病，只好厚著臉皮回慈濟急診，請同仁收留我。」太太送他回臺北慈院急診，抽血、貼上監視器，留院觀察到大年初一。「往年除夕我大多睡在醫院值班室，這年除夕前後卻在醫院急診室三進三出。」周博智苦笑。

檢查沒問題，加上感覺體力有慢慢恢復，他想說可能自己工作太累。但也不敢掉以輕心，出院回家後他兼吃預防心臟病的藥，完全想不到，問題不在這裡。

幾天後周博智又感覺自己快昏倒，此後在自己服務的醫院從醫師變成住院病人，病情一路壞下去，一度呼吸衰竭插管送加護病房。他父母住在一家醫學中心附近，擔憂兒子病情，將他轉至醫學中心就近看顧。從二月中旬到五月，周博智住院近三個月。周博智轉診時，陳政宏提醒醫學中心醫師，周博智體內測出抗磷脂抗體，醫學中心醫師研判周博智疑似罹患「抗磷脂症合併神經內分泌損傷」，必須定期接受免疫及類固醇治療，先求脫險。

母親節前，周博智自醫學中心出院回家休養，但是連下床走到廁所都還是很吃力。證嚴上人及臺北慈院院長趙有誠高度關切他的病情，希望他回臺北慈院治療。返家一個月後，他回臺北慈院住院，由陳政宏主治。

從周博智發病後各種症狀，加上轉診前驗出抗磷脂抗體，陳政宏綜合症狀表現、各種檢查報告、文獻資料，確認周博智在打疫苗後體內發生嚴重的免疫風暴，得了不常見的自體免疫疾病「抗磷脂抗體症候群」。

「磷脂質是細胞膜主要成分，當體內免疫系統大量製造抗體攻擊磷脂質，會造成器官組織破壞及功能喪失。」陳政宏指出，在周博智身上，抗磷脂抗體症候群誘發了免疫、神經及內分泌系統病變，出現急性腎上腺功能不足、急性呼吸衰竭、抗磷脂抗體症候群相關交感副交感神經節病變，神經阻斷術後合併乾燥症候群、自體免疫甲狀腺炎、自體免疫新冠疫苗症候群等等複雜的狀況，他以「免疫系統大變臉」形容抗磷脂抗體症候群的難以捉摸及不易對付。

摸清敵方是誰，終能對症下藥，陳政宏的策略是先做離心式血漿置換，再針對抗磷脂抗體以生物製劑做標靶免疫治療。住院三個月後，治療奏效，周博智逐漸好轉。二〇二二年十月四日，周博智重回診間看診，之後也重執手術刀，幫助病人恢復肢體機能。

血漿置換重置免疫系統，是殲敵重要武器

在陳政宏跟罕見自體免疫疾病的戰役中，「離心式血漿置換術」是重要武器，有「洗血」、「換血」之稱的血漿置換術，在治療中扮演什麼角色？

「離心式血漿置換能在短時間內，有效移除病人血液裡面有害的自體免疫抗體及發炎細胞激素。在病人危急時，避免器官衰竭，病情垂危。」陳政宏說，血漿置換另一個功用是「重置免疫系統的功能」，打造自體抗體歸零環境，重新出發。但清空有害抗體和發炎細胞激素後，必須盡快銜接免疫治療，否則自體免疫抗體和細胞激素會快速反彈回來。這就是小純和周博智洗血後，陳政宏都規劃免疫療程的原因。

通常一次緊急血漿置換術約三至四個小時，大約需要施行五至六次，頻

率約為兩天一次，一個療程下來約兩週時間，才能讓病人轉危為安。陳政宏以血漿置換術治療病人，一般都洗到六次，但七年前他治療一名紅斑性狼瘡病人，洗血三十三次才救回來，足見病情之凶險，也創下陳政宏為病人洗血的紀錄。

洗血大作戰，三十三次洗血搶回一命

創下洗血次數紀錄的病人小如當年四十歲，是紅斑性狼瘡病人。紅斑性狼瘡是一種自體免疫細胞自我攻擊全身各器官組織的慢性發炎疾病，無法根治，但規律用藥可以把病情控制良好。

小如確診十多年一直按時服藥，直到二〇一八年，她因工作忙碌、服藥不規律，病情大爆發，兩個月內進出其他醫學中心三次，都未能有效壓制病情，後來轉到臺北慈院救治，住院五個月，曾經命在旦夕靠葉克膜維生，靠著一次又一次洗血續命，在歷經三十三次洗血後，終於擺脫葉克膜出院。

陳政宏指出，小如病情可分三階段，第一階段除了腸胃道多處潰瘍出血，還合併巨細胞病毒血症、狼瘡腎炎併腎衰竭；第二階段是肺血管炎併肺出血，五度呼吸衰竭，每次肺出血就趕緊洗血搶救；第三階段是是噬血症候群併中樞神經侵犯。幾度徘徊生死間，「只能一次又一次洗血，爭取同步處理不同器官出血及各種併發症的時間。」

他解釋，小如的治療之所以棘手，主要是因同時有不同問題要處理，比如第一階段，既要以免疫製劑壓制狼瘡的活躍，又得同步控制巨細胞病毒血症造成的感染，但免疫製劑會讓病人抵抗力下降，減低巨細胞病毒血症的治療效果，所以很難下重藥，形成免疫治療的瓶頸，只能不停洗血。類似的情況重複上演，靠洗血及團隊合作，達成不可能的任務。

他感謝各科神隊友並肩作戰，那時胸腔內科醫師陳欣怡及蘇文麟、胃腸肝膽科主任陳建華、一般外科醫師賀玢為小如出血縫合修復、心臟外科醫師謀大中及徐展陽醫師為小如裝葉克膜、腎臟科醫師彭清秀會診腎衰竭問題，感染科主任彭銘業處置感染問題。

病人家屬捐血漿置換機，善的循環

小如頻繁洗血，陳政宏向血液科借用的血漿置換機「過勞」，主機板時常出狀況，必須趕快找工程師修復，急壞小如媽媽，看到醫療團隊比她更急，小如媽媽索性買一臺血漿置換機捐贈臺北慈院風濕免疫科，「專機專用」，救自己女兒也救其他病人。

「很少醫院的風濕免疫科有自己專用的血漿置換機，因為用的人少，需要時都是去跟腎臟科或血液腫瘤科借用。」陳政宏說。小如媽媽送血漿置換機，讓臺北慈院風濕免疫科得以成立「緊急離心式血漿置換小組」，跟時間賽跑，搶救病人可以跑得更快。

「我們科裡的專科護理師倪藝嘉特別去學習如何操作血漿置換機。」陳政宏說，這不在她的工作範圍內，但她非常熱心，做血漿置換也做骨髓收集，協助骨髓配對，是臺北慈濟骨髓捐贈的窗口。

小如住院期間，五十多歲的阿福來到臺北慈院治療「顯微多發性血管炎」，也需要洗血，用的即是小如媽媽購贈的血漿置換機，阿福病情穩定後，特地跟太太到小如病房謝謝小如媽媽，成為佳話。

院長對疾病的敏感，救病人一命

阿福罹患的「顯微多發性血管炎」是發生在小血管的血管炎，也是全身性的自體免疫疾病，發生原因是「嗜中性白血球細胞質抗體ANCA」（Anti-neutrophil cytoplasmic antibodies）異常，誘發病症產生。臺灣病例稀少，容易延誤診斷；一旦血管因急性發炎反應嚴重出血，可能造成患者臟器永久性損傷或死亡。

而阿福會來到臺北慈院就醫，要謝謝院長趙有誠對疾病的敏感。

阿福初發病的症狀是久咳不癒，到醫學中心檢查，醫師說兩邊肺葉都有發炎，右肺還有一顆腫瘤，建議開刀。阿福接受微創手術切除腫瘤，但術後胸部出現一種不同於開刀傷口疼痛的撕裂疼痛。出院後沒多久，他因排尿困難到另一家醫學中心就診，後因發炎指數過高住院，他請醫師解決胸口疼痛的問題，接受多項檢查後，醫師判定是術後疼痛。

但阿福是右肺開刀，卻連左肺都痛，咳嗽時痛得最厲害，平日阿福必須忍著疼痛用力呼吸才吸得到空氣，走沒兩步路就喘到要人扶，生活品質極差。有一天阿福太太到臺北慈院看胃病，她帶著先生的病歷，請幫她看病的醫師看看先生的病歷，希望能獲得指引，這位醫師正是院長趙有誠。

那時阿福開完刀已經一個月，如果是傷口痛，應該改善很多才是，趙有誠想到風濕免疫疾病的可能性，建議到風濕免疫科看看，並幫阿福掛好陳政宏的門診。

第一次看診，陳政宏評估阿福沒有緊急狀況要處理，安排抽血及下一次回診時間。但兩天後，阿福因高燒、咳血、全身出現大量紅疹到臺北慈院急診，由感染科收治，感染科醫師看到阿福前兩天看過風濕免疫科，通知陳政宏。

陳政宏趕到病房，看到阿福一身紅疹，心裡有底了，再看抽血報告，阿福血液中驗出的ANCA數值高得驚人，「是我當醫師以來看過數值最高的病人。」確認了阿福的病因，趕快安排洗血，之後再以大劑量類固醇做脈衝治療。

「血管炎攻擊全身時，肺、腎最容易被攻擊，發炎愈久，組織愈容易纖維化，最後病人會面臨終生洗腎或使用氧氣的命運，所以必須趕快移除體內有害物質，控制急性發炎。」陳政宏認為，阿福之前在醫學中心切除的肺腫瘤也可能不是腫瘤，而是以前免疫系統攻擊肺部後留下的疤痕，在影像報告中被判讀為「疑似腫瘤」。

阿福的命運因為趙有誠及陳政宏轉了大方向。第一次洗血後他就覺得呼吸輕鬆多了，隨著療程推進，他呼吸時疼痛的情況大幅改善，兩個星期後，他重享「呼吸自由」，可以大口大口呼吸。

愛的醫療，病人感恩難忘

這些少見且刁鑽狡猾的疾病，如果不是陳政宏願意投注心力抽絲剝繭找病因、研究治療方式，病人或終身被禁錮在疾病裡動彈不得，或早已不在人世，每個病人對陳政宏，除了感激還是感激。

曾有一名從金門轉診到臺北慈院的重症病人吳太太，她罹患的是紅斑性狼瘡，先前曾在臺北一家醫學中心住院兩個月。這次就醫經驗讓吳先生深感白色巨塔的不易親近，醫學中心醫師說太太病情十分危險，但來去都匆匆。他每天推著太太穿梭各種不同的檢查室，感覺自己就像一隻渺小的螞蟻。

好不容易醫師說可以出院了，但回金門不到一個星期，太太再度水腫、發燒，在友人協助下到臺北慈院由陳政宏收治。陳政宏發現吳太太病情複雜且危急，不但紅斑性狼瘡引發腎絲球腎炎，還有抗磷脂質抗體症候群併肝門靜脈栓塞的問題，透過血漿置換術等療法，搶救成功。

這次就醫讓吳先生有了截然不同的體會，他感受到溫馨的醫病關係。

「到了臺北慈院，從進急診室到住進病房，真的不一樣，這裡是一個有溫度的地方，我看到陳主任為了太太的病情愁眉深鎖思考的表情，我看到藝嘉小姐耐心安撫太太善變的情緒，更看到『萬拔拔』（當時臺北慈院血液科暨周邊血液幹細胞中心主任萬祥麟）處理梅芳換血過程細心。」吳先生描述他的心情是「無助中找到浮木、黑暗中看到曙光，慈濟的大愛，讓人覺得一切美好都會發生」。

「其實我沒那麼厲害。」陳政宏認為，他只是在其他醫師做完所有的檢查、診斷，排除多項致病原因後，跳脫框架另類思考、搜尋文獻尋找相關醫學證據，在可能範圍裡為病人找尋救治機會。「抽絲剝繭的過程，有如走在繩索上，步步驚心，但你不做，病人就沒有希望。」

第九章

來者不拒，來者不鋸

能拯救一隻腳趾頭就救一隻腳趾頭，能拯救一隻腳就救一隻腳。

——周邊血管中心主任黃玄禮

做為宗教慈善醫院，「來者不拒」是臺北慈院創立宗旨之一，不拒絕任何一個就醫的病人。醫者的悲憫之心進一步讓臺北慈院從「來者不拒」發展出「來者不『鋸』」，成立「周邊血管中心」，為周邊血管阻塞的病人疏通血管，免除截肢的命運。

周邊血管中心在心臟血管科主任黃玄禮領軍下，迄今收案逾一千五百名患者，治療超過兩千隻腳，總體成功率達九六％，患者免於高位截肢的比例達九二％，成績斐然，相當於國際一流醫學中心成果，也讓臺灣周邊血管治療技術位居亞洲國家的領先地位。

「來者不鋸」源於醫師的慈悲心

「周邊血管」是指四肢和身體軀幹的血管系統，如果說心臟是中央車站，主動脈是高速公路，周邊血管就是開進社區與家門口的道路，負責把血液、氧氣和營養送到身體最遠的地方像是手指、腳趾、皮膚末梢。周邊血管一旦阻塞，就會造成四肢循環不良，讓人感覺手腳麻、冷、痛，如果有傷口會不易癒合，嚴重可能導致壞死、截肢。

「周邊血管疾病不像心臟病來得快速凶猛，但如果造成截肢，卻是病人與家屬一輩子的痛。」黃玄禮說。

臺北慈院周邊血管中心治療的病人以糖尿病人和洗腎病人為大宗，因為「糖尿病足」是這個族群常見的併發症，長期血糖控制不佳導致下肢周邊血管病變，造成血液循環不良，足部潰瘍難癒合，受傷的組織也難修復，發生感染就有壞死風險，嚴重者必須截肢。洗腎病人也因血管鈣化、發炎、營養不良，容易有周邊血管疾病。

黃玄禮是心臟內科醫師，投入疏通病人下肢小血管的醫療工作，是出於醫者的慈悲心。

早年醫界對下肢血管嚴重阻塞的處置，不是繞道手術就是直接截肢，黃玄禮原任職林口長庚，看到糖尿病人因糖尿病足嚴重而截肢，總是很難過，他開始思考：「有沒有辦法保住病人的腳？」得知國外以打通血管的方式治療糖尿病足，讓患者免於截肢，在恩師溫明賢醫師的鼓勵下，二〇〇三年他開始研究周邊血管的治療方式，收集國外相關資訊努力鑽研，嘗試以治療心臟冠狀動脈疾病的導管來打通下肢血管阻塞嚴重的病人，成功讓一個原本坐輪椅的病人站起來恢復走路能力。

黃玄禮大受鼓舞，出國研習進修，臺北慈院啟業時，他帶著這項本領來到這裡服務，持續收治下肢血管阻塞的病人。趙有誠到臺北慈院後，發現「通血管」是黃玄禮的強項之一，便設立了周邊血管疾病專用的導管室，更在二〇一二年六月二十三日成立周邊血管中心，由黃玄禮與周星輝等醫師組成周邊血管中心治療團隊收治病人。周邊血管中心成立當天，證嚴上人還親自來主持揭牌儀式。

「保肢團隊」成為臺灣治療糖尿病足的開路先鋒

「我們這個中心，可以說是臺灣治療糖尿病足的開路先鋒，成功讓許多糖尿病病人免於截肢的命運。」趙有誠說。

臺北慈院成立周邊血管中心時，健保對於周邊血管疾病治療的給付還很低，但趙有誠認為，救治病人比什麼都重要，真要計較盈虧，醫院很多事都不必做了。而考量健保給付低，很難吸引年輕醫師投入，經黃玄禮與臺灣介入性心臟血管醫學會、中華民國心臟學會聯手推動提高健保給付，健保在二〇一三年十一月提高相關給付。

黃玄禮初投入周邊血管疾病治療時，臺灣糖尿病患者估計有一百六十萬人，現在臺灣糖尿病患者已超過兩百萬人，糖尿病足的病人比例隨之增加。周邊血管中心八成以上病人是其他醫院無法治療或治療無成效而轉過來的，包括臺大醫院、臺北榮總等醫學中心，都轉介病人過來治療，也有來自國外的病人。

很多病人的病足在原就診醫院被判死刑，來臺北慈院後起死回生。經病人口耳相傳，臺北慈院周邊血管中心成為國內治療糖尿病足的重鎮，醫療團隊將成果發表在國內外醫學期刊，也備受矚目。

通血管講起來簡單，但早年困難重重，黃玄禮除了要翻轉醫界傳統繞道或直接截肢的觀念及做法，還面臨「無米之炊」的窘境。

打通血管的方式有氣球擴張術及支架置放術，前者在阻塞部位打開氣球擴張血管；後者在氣球擴張血管後，放置支架固定血管，防止血管再次塌陷或再狹窄。但黃玄禮剛開始為周邊血管阻塞的病人以導管技術打通血管時，國內並沒有適合的器材，他用的是「心導管」，拿用在心血管的導管來通下肢血管，得克服導管長度不足的問題。

他不停收集資訊，連出國進修最新手術方法，都記下國外醫師使用的器械型號尺寸、生產廠商等資料，打電話回臺北慈院，請同仁詢問醫材代理商進口的可能性，但因這項技術國內起步未久、施作的醫師少，市場太小、無利可圖，廠商沒有進口意願。直到黃玄禮做出一定的成績，才有廠商願意進口，二〇〇九年，各種尺寸的導絲、氣球及支架終於一應俱全。

時至今日，臺北慈院周邊血管中心擁有一流的設備，並結合心臟內科、心臟外科、整形外科、骨科、高壓氧中心、感染科、腎臟內科、新陳代謝科及復健科，以陣容堅強的「保肢團隊」，提供病人完整的一站式服務。

成功治療兩千隻腳，樹立新里程碑

二〇一四年十二月，黃玄禮率團隊完成打通第一千隻腳的成績；二〇二四年七月，完成第兩千隻腳的成績，為周邊血管中心樹立新的里程碑。

第一千隻腳的主角是八十二歲的李阿嬤，罹患糖尿病多年，左腿血管阻塞嚴重，已影響行走，在第一家醫院檢查出左腿鼠蹊部到膝蓋的動脈血管有十七公分的阻塞，在第二家醫院通血管失敗，出院回家後常常跌倒，臺北慈院是她就醫路上的第三家醫院。黃玄禮花三個多小時打通李阿嬤阻塞的十七公分血管，讓李阿嬤能正常走路，全家都很開心臺北慈院終結了阿嬤的糖尿病足治療旅程。

疏通血管的過程是一場障礙賽，為提升手術成功率，臺北慈院周邊血管中心不斷精進治療方法，二〇二四年治療成功的第兩千隻病足，使用的即是新技術，黃玄禮將用來治療冠狀動脈鈣化的「血管內震波導管」用於治療周邊血管病變的病例。

黃玄禮解釋，當病人血管硬化或鈣化嚴重，醫療團隊必須先使用動脈硬化斑塊切割器或鑽石旋磨刀處理過硬的病灶，再將導管送進血管，否則氣球及支架展開不完全，病人下肢血液可能因灌流不足而再次堵塞。

但對鈣化嚴重的血管，有沒有更精良的武器可用？黃玄禮決定將治療冠狀動脈血管鈣化的「血管內震波導管」用在周邊血管治療上，「原理是利用震波球發射超聲壓力波，震碎血管深層鈣化組織、舒張血管管壁的彈性，方便氣球或支架進入病灶擴張。」

第兩千隻腳的主角是七十二歲的朱女士，是黃玄禮使用新武器治療的第一個病人，也是全臺首例以「血管內震波導管」治療周邊血管病變的病例。

朱女士有高血壓、糖尿病、腎臟病等多種慢性病，洗腎多年，接受腹膜及血液透析將近四十年。二〇二四年年初，她雙腳出現痠麻感影響行走，到臺北慈院看黃玄禮的門診。經過都卜勒超音波、分段式血壓測量及下肢動脈電腦斷層血管造影檢查，確診是血管阻塞性間歇性跛行。

經藥物治療三個月後，療效並不顯著，考量朱女士血管鈣化嚴重，黃玄禮為朱女士施行全臺首例「周邊血管內衝擊波鈣化病灶處理」（ＩＶＬ）。

術前醫療團隊透過超音波與電腦斷層檢查確認血管鈣化範圍，進行管徑大小評估，以便選擇大小合適的血管內震波導管。手術時，黃玄禮先透過血管內震波導管裂解血管內的鈣化組織，再以巧克力球囊將血管均勻撐開，最後使用紫杉醇塗藥氣球，減少未來血管再狹窄的機會。當天朱女士即明顯感覺症狀緩解，隔天已可下床行動，成為臺北慈院第兩千隻治療成功、免於截肢的病足。

「這種應用不但大幅縮短處理嚴重鈣化病灶的手術時間，也讓病人血管管腔得到有效的擴大，是周邊血管治療的新利器。」這是黃玄禮的心得。

歷年來，黃玄禮「來者不鋸」年紀最大的病人是一位一百零四歲的老奶奶，她從其他醫院轉過來時左腳腳趾已經發黑，而在來到臺北慈院之前，多家醫院因她太高齡不敢收治。

臺北慈院來者不拒，收治老奶奶，由經驗豐富的黃玄禮擔任主治醫師，花了兩個多小時打通阻塞四十公分的血管，手術結束，老奶奶就說腳不痛了，當天晚上就可以下床走路。

特別的禮物

黃玄禮的病人高齡居多，對於黃玄禮解救他們免受截肢之苦，簡直當黃玄禮為再造恩人，有些病人更以實際行動表達謝意。臺北慈院主任祕書喬麗華回憶，有一天她在辦公室接到黃玄禮電話，一開口就說：「主祕救命啊！」發生什麼事？原來是黃玄禮的一個病人回診時包了一個大紅包給他，他拚命推辭，請喬麗華去救援。

喬麗華趕快去黃玄禮的診間，病人是一位老阿嬤，說她的腳去好幾家醫院都被宣判要鋸掉，「黃醫師讓我不用鋸腳，我要謝謝他。」喬麗華跟阿嬤解釋，「我們醫師不收病人的錢，如果想感謝醫師，錢可以捐出去做善款。」阿嬤同意，喬麗華再問：「用醫師的名字還是阿嬤的名字？」阿嬤說用黃醫師的名字。

事後發現阿嬤的紅包真的很大包，二十萬元，這筆巨款就以黃玄禮之名捐給慈濟基金會。

後來，阿嬤離世前還交代兒孫一件事，送鞋給黃玄禮跟喬麗華表達感謝。原來阿嬤家是做鞋的，心想自家產品醫師總能收吧。當喬麗華收到這件特別的禮物，知道原委，眼淚都要掉下來。阿嬤的兒孫說，阿嬤當時在診間特地觀察黃玄禮跟喬麗華鞋子穿什麼尺碼，應該不會差太多。阿嬤希望一雙好鞋可以讓黃玄禮在行醫的菩薩道上走得更穩健。

嚴重職業傷害，一度身心俱疲

不過，走在這條路上，黃玄禮曾因工作帶來嚴重的職業傷害，一度倦勤。

為病人疏通周邊血管是極費時費力的「手工業」，依病人血管阻塞程度及範圍，手術時間從兩個多小時至十個小時不等，醫師必須穿好幾公斤重的防幅射鉛衣，低頭彎腰全神貫注「做工」。一天連續為好幾個病人手術，身心的負荷都很大，也帶來嚴重的職業傷害，黃玄禮的頸椎、腰椎、肩部都受傷。有一陣子，醫院同仁都可看到黃玄禮戴著頸圈行走在醫院的身影。

身體不適加上工作壓力，黃玄禮自律神經失調，身心狀況都不好，曾經頸部痛到整個月無法為病人動手術，擔心照顧不好病人，心生辭意，趙有誠大力慰留，給他時間休息，「感恩院部主管不斷鼓勵，以及科內同仁的支持，讓我有堅持下去的力量。」黃玄禮也致力栽培後進，傳授他畢身功力。

曾有病人形容：「當血流不通，腳好像浸在冰水裡，又痛又麻；當血流通了，就好像腳從冰水裡拔出來浸入溫水，被暖流包覆著。」病人感謝黃玄禮願意繼續守在工作崗位上，以動手術的手溫暖他們的病足，讓他們感受到：腳暖，心更暖。對黃玄禮來說，帶領周邊血管中心團隊，能拯救一隻腳趾頭就救一隻腳趾頭，能拯救一隻腳就救一隻腳。讓病人免於截肢，就是「來者不『鋸』」最大的意義。

第十章

以愛擁抱特別的病人

我來這裡服務，可能是有特別的任務吧。哪怕他智能不足、是一個植物人，他都是一條生命，我不能隨便拔掉他的牙齒。

——牙科部主治醫師黃文國

牙科有一群病人被稱為「特殊需求者」，包括發展遲緩、身心障礙、失智、有全身性疾病、老年或失能臥床等族群，他們看牙時大多無法配合一般牙科流程，常常連簡單的診療都不容易進行，需要醫師以無比的愛心及耐心，安撫、搏感情、建立信任，才能進行醫療，解決他們的病痛，因此他們看牙常碰壁。

臺北慈院牙科部為這個族群開設了「特殊需求者門診」，讓外頭牙科診所不敢收治的他們，有一扇門可以走進去。

為特殊需求者看牙，醫師必須鎮定如常

為特殊需求族群看牙很不容易，他們當中很多人連話都說不清楚，溝通困難，配合度又低，光是要他們張嘴就極花工夫，遑論檢查出他們牙齒有哪些問題需要醫師付出多少時間與耐心。然而，臺北慈院牙科特殊需求者門診的專任醫師黃文國，在這個崗位上一待就是二十年。

臺北慈院啟業時，黃文國在外頭診所執業，義務支援臺北慈院特殊需求者牙科門診，沒有支薪。三年後他辭掉診所的工作，成為專任醫師，薪水不到診所的一半。但他認為，人生在世，錢不是最重要的，如何以自己的專業幫助病人，才是他最在乎的事情。對於「特殊需求」，他也有自己的定義。

「對我來說，所謂特殊需求，不限特殊族群，如果一個人很怕看牙時各種器械發出的聲音，在我看來也算特殊需求者。」黃文國的病人以身心障礙為大宗，但他不願病人被貼標籤，「我的孩子如果從小被就當異類，沒有醫師願意幫他看牙，我會多難過。」有兩個孩子的他將心比心，對待病人從愛出發。

黃文國的特殊需求病人中，老、中、青各種年齡層都有，年齡跨度大，身心狀況各不同。二十多年來隨慈濟人醫會到收容精神障礙病人及植物人等安養機構為住民義診，黃文國練出「火眼金睛」，單獨就醫的初診病人，從病人走進診間的肢體動作，以及進診間後跟醫護的言語交流，他大致就能猜出病人的狀況，八九不離十。

比如他問：「吃午飯了嗎？」病人回答：「醫生好，對不起。」他再問：「你知道今天來幹麼嗎？」病人回答：「看眼睛，對不起。」黃文國可判定病人有精神方面的問題。曾有這樣的病人，每次來看診都對黃文國說「我好喜歡你」，黃文國便回他「我也喜歡你」。黃文國笑說：「病人來看十次，大概講了幾百遍他喜歡我。」

但這麼友好的特殊病人不多，大部分病人都抗拒看牙，對出現在面前的醫師懷有敵意，因此黃文國的診間常上演各種情境劇。但再怎麼雞飛狗跳，無論病人是以成串髒話罵他、吐口水，甚或一巴掌打飛他的眼鏡、咬住他手腕不放、演出全武行，他都泰山崩於前而色不變，鎮定如常，與他第一次面對特殊病人失控的驚慌，天壤之別。

黃文國自陽明大學牙醫系畢業後，因緣際會加入慈濟人醫會投入義診，一次到淡水一家安置精神疾病病人的醫療機構義診，一名女住民突然發病，抓著一旁的燈柱狂搖，助理嚇得奪門而出，黃文國第一次面對這種突發狀況，高聲大喊請大家幫忙壓制病人，沒想到其他參與義診的牙醫圍過來不是壓制病人，而是輕聲安撫這名女住民。他很震撼，原來，特殊病人不能以常理對待。

每個病人都有自己的故事，他們未必願意說，也未必有能力說，黃文國不一定能知道他們的故事，但他知道牙痛令他們焦躁痛苦，醫院的環境又讓他們高度不安，而他能做的，就是拿出愛心、耐心，以自己的專業為他們解決牙齒的問題。他尊重每一個病人，「哪怕他智能不足、是一個植物人，他都是一條生命，我不能隨便拔掉他的牙齒。」

與自閉兒搏感情近一年，終於看到病人牙齒

面對特殊的病人，黃文國不追求治療效率，有三分之二的病人是因牙痛而來，他的策略是先解決病人最迫切的牙痛問題，其他的，慢慢來。

很多病人從很遠的地方來，需要有人帶有人陪，帶他們就醫的家屬大多要請假，「病人來一趟不容易，所以病人走進診間，你第一個要解決的是疼

痛問題，他痛著走進來，你要讓他不痛地走出去。後面再慢慢約時間。」黃文國說，病人不痛了，就可以等下次回診。

「慢慢來」也是黃文國跟特殊需求病人培養感情、建立信任感的法寶。

十七歲重度自閉症的男孩，因為對聲音極為敏感，在外面的牙科診所，即便媽媽完成掛號繳費，孩子也躺上診療椅了，但鑽牙的器械聲音一響，孩子就躁動反抗，牙醫什麼都做不了，媽媽只能帶孩子回家。後來輾轉到臺北慈院找黃文國，但進了診間，男孩因害怕緊張，縮在角落摸著牆邊一根柱子。

孩子牙齒沒有迫切需要立即處理的問題，「我請媽媽每個星期帶孩子來玩一下，不收費。」黃文國就這樣慢慢打開孩子的心防，建立孩子對他的信任，花了近一年時間，孩子願意坐上診療椅了，黃文國終於看到病人的牙齒。

四十多歲但智能不足的阿宏，表達困難且面對醫師會有暴力行為，黃文國第一次為他看診時，媽媽先進診間說：「孩子可能會打人、咬人，不配合。」讓黃文國有心理準備，黃文國一樣慢慢來，後來黃文國成為阿宏唯一願意配合的牙醫。

幫阿宏看牙超過十年，「他跟我講的話，沒有超過一百個字。」但其中一句話，讓黃文國認為再怎麼辛苦都值得了。那次，黃文國為阿宏全身麻醉，進手術室六個多小時，整頓阿宏蛀得亂七八糟的牙齒。術後一週回診，難得說話的阿宏開口了，含混不清地跟黃文國說：「沒有痛了！」短短幾個字，對黃文國來說動聽如天籟。

被病人飆罵是常事，幽默化解「罵我要排隊」

重度失智的八十多歲阿嬤，臥床靠鼻胃管餵食，沒有能力自己清潔口腔，需要定期洗牙。阿嬤第一次到黃文國的診間就賞了他一巴掌，口中還不斷吐出髒話飆罵他。被病人咒罵是診間常有的事，但陪同的家屬很不好意思，頻頻跟黃文國道歉，黃文國都幽默地說：「罵我要排隊喔！」

黃文國的病人不限身心障礙族群，也有一般年長者，長期為失智者看牙，他能迅速觀察出正常長者出現異狀，建議家屬盡快處理。

有一位長者前一次來看診時，黃文國請她坐下、張嘴、漱口，都能配合指令，但一個月之後再來看診，她完全不配合，還「出口成髒」大罵黃文國。

這種情境他太熟悉了，問病人女兒：「媽媽這個月是不是變得怪怪的？」女兒說是，黃文國提出他的懷疑，性情大變，判若兩人，可能是失智，建議女兒趕快帶媽媽看醫師，後來病人果然確診失智。及早發現，對後續照顧及治療都有幫助。

幫病人「話療」，打消病人輕生念頭

對於情緒異常的病人，黃文國還提供傾聽他們說話的「話療」服務，「你願意聽他們講話，對他們來講就是很大的安慰。」有的病人因此打消腦中不好的念頭。

有一次，一個初診的病人，一進診間就問黃文國能不能聽他講五分鐘的話，黃文國請他講，結果病人滔滔不絕講了半小時，助理急得拍拍病人說：

「不好意思，後面還有很多病人，你可不可以下次再講？」病人生氣撥開助理的手，黃文國看病人眼神不對，示意助理沒關係，讓病人繼續講。最後病人講了一小時，診療結束約好下次回診時間，黃文國正在電腦前打病歷，病人跑到他身邊握住他的手說：「黃醫師謝謝你，跟你聊完天以後，我不想殺那個人了。」

還有一個病人第一次進黃文國診間，第一句話問黃文國會不會幫他看牙，黃文國說：「你都掛號了，我怎麼會不幫你看？」病人接著秀出名片夾，拿出一疊名片，說這些都是不幫他看牙的醫師，他準備要告他們。

黃文國知道，這個病人也是情緒有問題的，他以「告醫師」這個話題跟病人展開對話，一來一往間了解他牙齒的問題，拉回正題說：「你現在牙痛對不對？我讓你馬上不痛，可以接受嗎？」正要開始看牙，病人哭了，說：「終於有一個醫生願意聽我講五分鐘的話。」他成為黃文國的病人，一看就是好幾年，言行都算正常。

沒想到後來他輕生了，幸好獲救，回診時跟黃文國說他想死是因為他覺得自己事情都做完了，沒死成他很痛苦，又說他已經七天不吃東西了，希望絕食成功。黃文國知道病人很需要有人跟他講話，那天剛好臺北慈院懿德媽媽送餐點水果給醫護人員，黃文國轉送給這個病人，依他對病人的了解，用激將法跟他說：「從你一開始說要告醫生到現在，我們認識七、八年了，我沒有辦法阻止你自殺，也不知道下次還能不能看到你，我用這個點心盒跟你結緣，祝福你。」病人聽了放聲大哭，跪下跟黃文國磕頭感謝。

下一次回診時間到了，病人走進了診間，笑著跟黃文國說：「我來了，我沒死。你上次給我蘋果跟我結緣，我覺得我還有很多事沒做。」黃文國鬆了一口氣，勉勵病人：「繼續做，把事情都做完。」

來不及戴上的假牙，只能拜託家屬火化

但黃文國也曾面臨「來不及」的遺憾。

政府有補助中低收入年長者安裝假牙的政策，周伯伯靠這項社會福利措

施得以裝三顆假牙，正式假牙做好前，黃文國先幫周伯伯安裝臨時假牙。周伯伯開心極了，拉著黃文國的手直道謝，說他有牙齒可以見人了，黃文國笑著告訴周伯伯，這只是臨時假牙，等正式的假牙下個星期做好，再幫他裝上去。

黃文國與周伯伯揮手道別，殊不知，這是他跟周伯伯最後一次見面。一個星期後，周伯伯沒有回診裝正式假牙。醫療團隊花了兩天時間聯絡上家屬，才知道周伯伯在回診當天清晨於睡夢中辭世，黃文國再也沒有機會為周伯伯裝上正式的假牙。想到周伯伯初來診間對裝假牙的企盼、裝上臨時假牙的滿心歡喜，他夜不成眠，隔天他將假牙仔細包好寄到周伯伯家中，拜託家屬火化給周伯伯。華人社會重視完整、風光離開人世，希望周伯伯收到假牙，在另一個世界開心大笑。

罹患惡性腦瘤的許先生，也是黃文國心裡難忘的痛。許先生一口爛牙，牙痛到痛不欲生，跑了多家牙科診所都說需要拔牙，但因他腦袋裡的腫瘤，麻醉風險高，沒有人敢為他拔牙，他抱著最後的希望找上黃文國，黃文國承諾為他開刀。

但病情惡化的速度出乎預期，在進行麻醉評估那一天，出現在黃文國診間的許先生，因腫瘤擴散壓迫腦神經造成全身癱瘓，只能坐在輪椅上，已無法言語，許先生被送進臺北慈院心蓮病房。有一天晚上，黃文國結束所有手術後去心蓮病房探望許先生，但他已經走了，黃文國來不及為他開刀，也來不及跟他說再見。

「原來我不只幫了病人，還幫了家屬」

還好，病人身故的壞消息中也有令他感到安慰的事情。

新冠疫情之後，這一、兩年黃文國陸陸續續收到九個老病人的家屬來報噩耗，爸爸、媽媽或太太走了，謝謝黃文國過去對他們的照顧。

這些病人都是黃文國門診的老病人，短則三年，最久的看了十五年，疫情期間大家都盡量避免跑醫院，他很久沒看到他們，沒想到再有消息，是這樣的壞消息。難過之餘，他也詫異，老人家大多一身慢性病，離世原因並不是因為牙齒，「其實很少有家屬會跑來跟牙科醫師報噩耗。」他問家屬為什麼會來跟他說，有家屬說：「爸爸臥床四年，給你看牙後，沒有牙痛、沒有流血、沒有因牙齒的問題發燒，你幫了我們好大的忙。」

「原來我不只幫了病人，也幫了家屬。」這給了黃文國很大的慰藉。

還有病人的先生特地來到醫院要還黃文國做假牙的錢，說太太走之前交代，一定要還錢，「我告訴他，假牙只做一半不算錢，你們沒有欠錢。」這個先生到醫院找他兩、三次，每次講太太都講到哽咽，一直告訴黃文國：「太太來看診都很快樂，因為有人聽她講話。」

以愛擁抱特別的病人

黃文國以愛擁抱特別的病人，雖然曾經因久站為病人手術導致小腿靜脈曲張，但他從來沒想過放棄這群病人。「跟病人相處，我還滿快樂的。」體重超標讓黃文國努力控制體重，然而，「沒有用啊，我桌上每天都是一堆病人家屬送來的食物。」

「我來這裡服務，可能是有特別的任務吧。」他視這個任務為使命，「病痛不消失，永遠不停手。」他這樣說。

第十一章

刀鋒裡的愛，醫療不只是醫術

脊椎矯正手術難做，而且有潛在危險，開刀時間又長，但成功了便可扭轉病人的命運。若有能力改善別人的下半生，為何不做？

——骨科醫師曾效祖

在疾病治療中，外科手術有其獨特的地位與功能，除了搶救惡性腫瘤、重大外傷等會奪命的重症，有一些疾病不會要命但手術難度高，病人求醫無門深陷絕望深淵，最後是在臺北慈院獲得手術的機會，翻轉了人生。

從臉部到腳底，臺北慈院都有傑出的外科手術成就，口腔外科醫師許博智、胸腔外科醫師程建博、骨科醫師曾效祖及王禎麒、心臟移植團隊，他們精湛的醫術，醫病之外，「醫心」效果更顯著。

全臺首例顎骨冷凍治療加3D導航，病人終能張口吃東西

臺北慈院口腔顎面外科主任許博智，二〇二四年完成臺灣首例顎骨冷凍治療，解決病人無法張口進食的痛苦。

病人是五十九歲的張女士，十九年前因為左臉頰腫脹疼痛，至一家醫學中心就醫，診斷為骨髓炎，醫師開藥給她緩解症狀，但八年後病情惡化，她輾轉來到臺北慈院就醫。

許博智依據病理切片的結果，診斷張女士的問題是纖維增生不良，「這是一種源自基因突變的偶發性骨骼疾病，健康的骨骼組織被不成熟的骨組織及纖維組織取代，屬於良性骨腫瘤，在人體多處骨頭均有可能發生。」許博智指出，纖維增生不良發生時，骨頭會不規則肆意增生，導致骨骼變形，一旦壓迫到神經會導致疼痛，但纖維增生不良發生在下顎骨的機率相當低，「張女士的案例十分罕見。」

一開始因為張女士不想手術，許博智以定期注射藥劑的方式，暫時抑制口腔內纖維增生情況。但藥物效果有限，纖維增生部位蔓延，張女士左側顳顎關節融合鈣化，導致她嘴巴幾乎張不開，吃一頓飯平均要兩個小時，連簡單吃茶葉蛋都沒辦法，還經常痛到夜裡難以入睡，嚴重影響生活品質，手術是唯一解方。

原本顎面外科治療顏部纖維增生不良的患者有兩種方法，一是使用藥物治療抑制異常纖維的生長，二是透過骨骼修形手術，將變形腫大的病灶處修磨平整，使患者外觀恢復正常。但張女士的症狀，藥物治療已無效，動骨骼修形手術的話，手術方式必須升級才有效。許博智與張女士討論後，決定在保留原有的顎骨為前提下，使用冷凍治療去除病灶。

以往醫師在手術時修磨病灶多大範圍，靠醫師的經驗及感覺，但張女士病灶處很接近顱底，術前必須精準評估手術範圍，以免傷及腦部。許博智決定使用3D導航定位系統做手術的小幫手，術前先將張女士右顎骨的影像做鏡像翻轉，與左顎病灶處進行比對，評估出需要修磨的範圍。

手術中，許博智將纖維病變腫大的顎骨部位截斷取出，將它與沾黏關節修磨成正常形狀後，將顎骨放入負二八〇度的無菌液態氮中急速冷凍約二十分鐘取出，等到退冰後再放回它原本的位置。手術全程使用3D導航定位系統，精準掌握病灶處到顱骨間的安全距離。

以往冷凍治療多用於治療惡性骨肉瘤，張女士的案例，是臺灣首次將冷凍治療運用在顎骨。

這種做法有什麼優點？許博智指出，早期類似張女士這樣的個案，是採取高溫高壓滅菌的方式，將異常的骨纖維細胞完全殺死，「現在冷凍治療成為趨勢，透過無菌的液態氮急速冷凍，將異常細胞快速凍結產生冰晶，冰晶破裂時，能同時破壞異常細胞，根除病灶。」冷凍後的骨骼成為空殼狀態，退冰放回原本位置後持續追蹤。張女士術後追蹤三個月，發現冷凍治療過的顎骨不再沾黏，也不再發生異常增生，成功解決張女士「吃不得」的困擾，能重新開口進食，大大提升她的生活品質。

這項手術不但對張女士深具意義，也為顎面外科治療帶來新突破。

突破傳統的漏斗胸手術

臺北慈院在外科手術的新突破不只口腔外科，外科部主任程建博在漏斗胸手術上也突破傳統，讓病人治療效果更好更安全，也是國內唯一通過國家品質標章（SNQ）的團隊。

程建博是胸腔外科醫師，在胸腔外科領域，提到漏斗胸不能不提程建博，因為他是臺灣漏斗胸矯正手術權威，至今累積超過一千六百例成功案例，手術數量為臺灣醫學中心之最，病人年齡層從兩歲到五十六歲都有。

「漏斗胸是最常見的先天胸壁畸形，因為胸腔內凹，像是漏斗而得名。」程建博解釋，治療漏斗胸必須手術，傳統矯正手術必須切除部分肋骨，一九八七年美國醫師納斯（Donald Nuss）首創以微創手術進行漏斗胸矯治，只需要在病人胸部兩側開小切口，透過胸腔鏡輔助置入矯正板，向外撐頂起前胸骨架為病人重塑胸形，稱為「納氏手術」，漏斗胸矯正手術進入微創年代。

不過，納氏手術矯正漏斗胸，可能產生心臟破裂、氣胸、血胸、心包膜積液、感染、矯正板移位等併發症及問題，程建博與醫療團隊致力改善手術方式，改為使用雙側胸腔鏡輔助，得以更清楚地避開心、肺與大、小血管；改良矯正支架的放置方式，以更符合胸型的改善並加強固定，減少鬆脫或旋轉的風險；手術的切口更小、傷口美觀、恢復更快。

改良式納氏手術還可以依不同年齡、胸型與凹陷深度，調整手術策略，以不同矯正方式，減低移位機率，解決年紀大、嚴重凹陷、體型壯碩等矯正板移位風險高的問題；同時將術後疼痛控制、照護衛教、手術後追蹤都建立標準化流程，大幅降低手術風險與併發症。

在程建博行醫生涯中，「馬凡氏症合併胸腔畸形矯正」是頗具代表性的個案，病人是一名二十四歲的余小姐，因小時候接受傳統漏斗胸矯正手術後復發，併發嚴重心肺壓迫，程建博為她進行二次矯正手術，與心臟血管外科醫師聯手救治，成功改善心肺功能及生活品質。

余小姐出生時即有馬凡氏症，一種基因突變導致全身結締組織異常的疾病，影響身體多個系統，包括骨骼系統、心血管系統、呼吸系統、眼睛、皮膚，如果沒有治療，可能併發嚴重的心血管疾病甚至猝死。

手術後追蹤一年後，余小姐因馬凡氏症結締組織病變，導致二尖瓣膜破裂併發急性心臟衰竭，生命垂危。心臟血管外科醫師徐展陽為余小姐從鼠蹊部建立體外循環後，緊急開胸修補瓣膜，程建博則再一次處理凹胸的問題，跨科合作搶救罕見重難症，助余小姐度過難關，目前已追蹤三年，恢復良好。

脊椎「截彎取直」，助病人抬頭挺胸

骨科是臺北慈院強項之一，曾效祖是國內少數專攻脊椎側彎矯正手術的骨科醫師，在脊椎外科領域可說是「大師級」的存在。脊椎側彎或畸型的患者不少是青少年，除了影響生活，身體外觀異常也讓這群孩子在青春期自卑、畏縮。曾效祖的刀，不但拉正他們彎曲的脊椎，也讓他們能夠抬頭挺胸走在人前。

曾效祖在臺大醫院當住院醫師，跟隨國內脊椎側彎矯正權威陳博光醫師學習，到臺北慈院服務後，當時國內矯正駝背變形權威陳英和是花蓮慈院院長，每週從花蓮到臺北慈院駐診、開刀，不僅指導曾效祖，也轉介病人給他。這兩位老師，引領他走入脊椎矯正領域。

他曾調侃自己，「專接各大醫院不做的手術，或為別家醫院失敗的手術進行『翻修』。」曾經有病人在其他醫院動了四次脊椎手術，花了上百萬元，還是只能躺在床上，坐起來撐不到五分鐘，當時最大的心願是能夠好好坐著吃一頓飯。曾效祖為這個病人「翻修」，手術時間將近十六小時，終於達成病人好好吃飯的心願。

專業能力就在一例一例手術中累積而來，他從經驗中研發出針對角度大於一百度的複雜性脊椎側彎施行「階段性後路矯正手術」，所謂「後路」，指的是從背部動刀，分階段矯正，避免傳統複雜性脊椎側彎治療須進行開胸及頭環牽引的缺點，提高脊椎矯正效果及手術安全性。

二〇一七年，菲律賓的慈濟志工漂洋過海帶脊椎側彎一百四十度的瑞珍來臺求助曾效祖。瑞珍二十一歲，但瘦弱矮小如小學生，嚴重的脊椎側彎讓她背部有如隆起一座小山。她無法躺平睡覺、只能側躺無法翻身，無法拿重物，心肺功能也受影響，因此休學在家，最大的心願是「一夜好眠」，但家貧，無力帶瑞珍就醫。得知有慈濟這個團體，主動上門求助。

慈濟志工展開瑞珍的醫療評估，曾請馬尼拉多位骨科醫師從瑞珍的X光片評估治療可行性，但他們都認為自己沒能力處理，最後跨海由臺北慈院接手。術前評估時，曾效祖告訴瑞珍：「我們會把妳背後的山剷平。」他說到做到，瑞珍手術很成功，術後身高從一三九公分增為一五四公分，長高十五公分。

脊椎側彎矯正之外，曾效祖另一個強項是駝背畸形截骨矯正，二〇二一年，曾效祖為來臺工作的二十七歲外籍移工巴納瓦矯正嚴重的駝背，讓他身高從一二〇公分恢復至一六五公分。

巴納瓦二〇一七年來到臺灣，工作地點為零件工廠，作業性質的關係，他需長時間身體前彎並且維持相同的動作。時間久了，他開始腰酸背痛，駝背也愈來愈嚴重，兩年的時間他脊椎前彎的角度大到一百一十度，身體只能維持鞠躬的姿勢，不但日常生活大受影響，嚴重變形的椎骨也壓迫腸胃，他無法好好進食，出現體重下降、營養不良及嚴重的缺鐵性貧血等情況。

巴納瓦從骨科、風濕免疫科看到中醫，知道他的病因是「僵直性脊椎炎」，但他看過的醫師，都無法改善他的病情。最後他來到臺北慈院骨科門診，曾效祖以「兩階段經椎弓根截骨手術」，成功矯正巴納瓦嚴重的駝背，腰桿能挺直了，也大大改善生活品質。

曾效祖曾連續兩年先後以「後路全脊柱截骨的併發症」及「複雜性脊柱畸形的手術策略」為題目，獲得脊椎醫學會論文第一名。脊椎手術難度高，開刀時間又長，他曾被問：「開這種刀值得嗎？」他的回答是：「當然值得，雖然有潛在危險，但成功了便可扭轉病人的命運。若有能力改善別人的下半生，為何不做？」

解決足踝疑難雜症，助病人重新腳踏實地

臺北慈院骨科除了脊椎專家，還有國內知名足踝外科專家王禎麒，早年骨科少有人走足踝外科，他一頭栽進去，深耕多年，做出亮眼成績，舉凡大拇趾外翻矯正、扁平足矯正、足踝外翻內翻變形矯正、微創足踝關節鏡手術、微創阿基里斯腱斷裂縫合重建手術，都是他專精的項目，目前擔任臺灣骨科足踝醫學會第十屆理事長。

足踝是人體不起眼但很重要的結構，除了負責支撐全身重量，走路、跑

步、跳躍、維持身體平衡，也都要靠足踝。身為足踝外科專科醫師，王禎麒非常了解，足踝出問題的影響有多大。他專治足踝疑難雜症，常收治其他醫院沒治好或主動轉來的病人，近幾年的「代表作」有二，一是治療「穆勒．魏斯氏症」（Müller-Weiss disease）的病人，二是做了全臺首例異體全距骨移植手術，手術加復健，病人終於能腳踏實地走路。

「穆勒．魏斯氏症」的病人是年近七十歲的李先生，在王禎麒正確診斷出這個病名前，他已因左腳背長期疼痛遊走多家醫院看了很多醫師，大都被診斷為肌腱炎或韌帶退化，試過增生療法、針灸等各式各樣的療法，但絲毫沒有改善他跛行的情況。

李先生經人介紹到臺北慈院找王禎麒，王禎麒詳細了解李先生腳痛病史，再透過理學檢查、影像評估，確認他罹患「穆勒．魏斯氏症」，這是一種罕見的足部退化性疾病，造成足部中段的「舟狀骨」塌陷、變形、碎裂甚至壞死，導致足部疼痛與功能障礙。

「我們足踝骨骼系統有趾骨、蹠骨、楔狀骨、舟狀骨、跟骨、距骨，一共二十六塊骨頭，舟狀骨是內側足弓重要的結構，一旦發生病變，即可能造成中後足部疼痛。」王禎麒解釋，隨著疾病進展，舟狀骨往內側移動，距骨則往外側掌側移動，形成扁平足，足部疼痛加劇，範圍也逐漸擴大。

王禎麒為李先生施行「距舟關節融合併異體骨移植手術」治療，術後三個月搭配復健，讓李先生恢復正常步態，擺脫兩年的疼痛及行動不便。

全臺首例整顆異體距骨移植手術的主角則是四十五歲的黃先生，因車禍造成右腳足踝開放性骨折，送到當地醫院時，X光檢查發現足踝的距骨不見了，雖然親友趕忙回車禍現場找回骨頭，但距骨十分髒汙，無法裝回去。醫院先緊急處置後，向主管單位申請骨頭3D列印的緊急治療方案，但因政府還沒有開放3D列印人工距骨的醫療適應症，沒能申請成功。

得知慈濟醫院有自己的骨庫，黃先生被轉來臺北慈院，評估骨移植的可能性。他很幸運，當時骨庫中來自捐贈者的距骨，有一顆距骨的大小、左右，都符合黃先生的需求。王禎麒為黃先生進行臺灣第一例整顆異體距骨移植手術，術後三個月黃先生開始復健，一年後黃先生恢復良好，已經能不靠拐杖行走，還可環島及出國到處旅行。

「距骨是足踝區最重要的骨頭，關節面小，卻承受全身重量，一旦受損影響很大，無論修補還是重建，都是費時費工的大工程。」王禎麒說，常見的距骨受損是軟骨缺損，臨床上會拿病人自己膝蓋的軟骨來修補，類似挖東牆補西牆，而且會造成膝蓋軟骨組織受損。像黃先生這樣整顆距骨都缺損、需要移植的病人非常少，「過去這種情況必須拿病人其他部位的骨頭來補，或以人工關節剩餘的骨頭來替代，進行骨融合手術。」

臺北慈院在啟業時，因大力推動器官捐贈並考量治療病人的需求，設立了骨骼銀行，有自己的骨庫，因此修補病人距骨局部缺損的手術案例數高居世界第二。骨庫訂有作業標準，在二〇一〇年通過國家人體器官保存庫相關法規認證，依規定每三年要認證一次，臺北慈院每次都通過。

除了高難度手術，對於常見的運動傷害阿基里斯腱斷裂，王禎麒也不斷精進手術方式，他帶領團隊研發的「超音波導引微創阿基里斯腱斷裂縫合手術」為世界首創，傳統手術傷口大約十公分，改良後的微創手術不但將傷口縮小至〇．八至一公分之間，術後併發症發生率也從一〇%降至小於一%，病人復原時間也縮短至三個月。

心臟移植，愛的匯聚

心臟移植也是高難度的外科手術，手術技術要求高，而且患者多是末期心臟衰竭的病人，即使移植手術成功，後續存活仍是大挑戰。臺北慈院從啟業至二〇二四年年底，已完成二十一例心臟移植，最新一例心臟移植病人，入院後把心臟外科艱困的手術都經歷過一遍，過程凶險萬分，還好撐過來了，醫療團隊大感欣慰。

主角李先生五十三歲，四十歲時因心臟血管嚴重狹窄接受冠狀動脈支架手術，二〇二四年八月，他因一段時間沒有服用抗血小板藥物而身體不適，到診所就醫後被緊急轉送臺北慈院急診室，收治住院。

主治醫師楊凱文回憶李先生當時的情況：「心導管檢查發現他心臟三條

血管阻塞嚴重，心臟功能只剩五分之一，嚴重心臟衰竭，而且左心室內還有一個五公分大的血栓，兩邊肺葉也積水嚴重，情況相當不樂觀，必須透過冠狀動脈繞道手術改善心臟血流及清除血栓。」

李先生很快被推進手術室，但醫護團隊發現他心臟肌肉大範圍壞死，比預想的更糟，做繞道手術也無法回復心臟功能。楊凱文能做的，是切除壞死肌肉後以人工補片重建心臟壁，然後放置暫時性的左心室輔助器，藉由人工幫浦的循環取代心臟功能。

李先生正值壯年，醫療團隊的目標不只是讓他可以活下去，還要讓他能走出醫院，回歸正常生活。與李先生、李太太討論後，決定登錄等候心臟移植。但什麼時候可以等到救命的那顆心，時間無法預期，為了讓李先生可以出院回家等候，醫療團隊決定把第一次手術時放置的暫時性心室輔助器換成長效型心室輔助室，於是李先生再度被推進手術室。

計畫趕不上變化，手術中李先生右心室出現衰竭狀況。楊凱文指出，根據國內外醫學報告，心臟病患者放置左心室輔助器後，有一至四成會出現不同程度的右心衰竭。由於心臟輸送血液的運作方式是右心室將血液打到肺部進行氧合作用後，再回左心室輸至全身，當右心衰竭，左心裝輔助器也沒有作用，因此手術中，左心室換為長效型輔助器，右心室則裝暫時性的心室輔助器。

這個突發狀況讓李先生只能繼續住院，還好一個多月後，終於等到一顆健康的心臟。李先生三度進入手術室，由心臟血管外科主任諶大中及楊凱文執刀，順利完成移植。術後因疼痛不舒服和水腫，大多時間李先生都躺在床上，但術後營養和復健很關鍵，為了讓他多吃一點，護理師和營養師絞盡腦汁，物理治療師也費心費力鼓勵李先生下床復健，一天天過去，李先生終於能夠倚靠助行器慢步行走。

住院一百四十二天，李先生迎來出院的日子。祝福會上，回想一路的辛苦與艱難，主刀移植的諶大中送上祝福，「李先生把心臟外科所有艱困的手術都經歷過一遍，能出院很不容易。」李先生則說，躺上手術檯時，他曾想過為什麼要做這個手術，還好醫療團隊穩住了他。住院期間楊凱文每天幾乎從早到晚都在醫院，團隊每一個成員也都化身啦啦隊，不斷為他加油打氣，出院時，李先生達成了醫療團隊「走出醫院」的目標。

外科醫師必須擁有精湛的開刀技術，但醫療不是只有醫術，把愛放進醫術更重要。刀鋒有愛，是支撐病人的重要力量。

第十二章

用愛鋪路，把醫療送到需要的地方

那一次在印尼，多檯手術同時進行，每一位醫師看到病人的第一反應幾乎都是——腫瘤怎麼可以養那麼大？原因就是他們沒有錢就醫。得知慈濟前去義診，他們千里迢迢趕來，只為了有接受手術的機會。

——整形外科主任盧純德

我們的手術讓這些原本需要被照顧的人，不但恢復了視力，還能回去務農甚至照顧家人。這種回饋對醫師來說是非常大的鼓舞。

——眼科部副主任沈姵妤

臺北慈院不只在醫院內實踐愛的醫療，也走出醫院，用愛鋪路，把醫療送到需要的地方，包括失智共照、社區長照、偏鄉義診、國際醫療救援，都是醫院重要任務。

慈濟國內外義診歷史悠久，已樹立口碑，長照及社區失智照護則是近十年因應社會型態變遷及需求而做出的發展，在慈濟人文「加持」下，展現出深度的關懷。

長照結合慈善，照護更到位

二〇一八年臺灣老年人口比例超過一四％，進入高齡社會，長照需求大增。臺北慈院在這一年的九月成立社區暨長照服務部，開始提供出院準備轉銜長照、個案管理、居家服務等服務，並於二〇一九年增加日間照顧服務，由有三十一年護理資歷的李孟蓉擔任副主任，一肩挑起重任。

「我從零開始做，設立居家長照服務機構需要有照顧服務員，怎麼找？

我想慈濟人最有愛心了，就去慈濟志工的社區活動招募。」李孟蓉回想，當時知道政府長照2.0在做什麼的民眾並不多，她說明工作內容，問是否有人要一起共襄盛舉，後來真的找到三名願意投入長照的慈濟志工，她安排三人參加一百個小時的訓練課程，順利拿到結業證書。

一開始她們擔心做照服員接案會影響身為慈濟志工的任務，比如去社區關懷個案。李孟蓉告訴她們：「臺北慈院做長照也是屬於志業的一部分，可以二合一，當一件事來做。」從這三人開始擴散出去，目前長照部有超過六十幾名照服員。

已升為居服督導員的吳思慧，就是當初三名「元老級」照服員之一，「如果沒有從事這個行業，我不會知道，其實自己的力量也可以幫助到這些人。」照顧罹癌父親的歷程，讓吳思慧起心動念投入照服員行列，社會每隔一陣子就發生照顧者殺死被照顧者的長照悲歌，她希望自己的一份心力，可以減少悲劇發生。

吳思慧家住板橋，每天騎摩托車到臺北慈院上班，單程交通時間就要四十多分鐘，每天穿梭案家提供照護服務，如果沒有想要幫助人的愛心跟耐心，照服員的路無法走久走遠，「心裡要有一個支持的力量。」身為慈濟志工，證嚴上人與慈濟人文就是她的支持力量。

因此，慈濟投入長照，與一般長照機構最大的不同，就是可以結合慈濟原本的志工力量，為個案做更多。

比如長照服務的鄭阿嬤，獨居於板橋，因中風必須依賴助行器行走，影響生活自理能力，無法打掃家裡也沒辦法進廚房煮食，更別提出門購物、剪髮等等。鄭阿嬤申請長照服務為她買菜、備餐、洗衣、沐浴、居家清潔等，可是鄭阿嬤囤積了大批物品，整個家包括床上都堆滿雜物，到處積灰，很難打掃，連她自己都無床可睡，只能睡在躺椅上。

居服督導員很想多做些什麼，但鄭阿嬤固執難溝通，後來慈濟志工加入關懷阿嬤的行列，逐漸與阿嬤熟悉、取得阿嬤信任後，李孟蓉、居督與慈濟志工，安排一天幫阿嬤大掃除，並與阿嬤確認哪些物品可以回收、哪些可以丟棄，讓整個家有了新面貌，「志工把原本都是陳年汙垢的抽水馬桶洗得閃閃發亮，好像新的。」李孟蓉說，那天志工還幫阿嬤剪頭髮，鄭阿嬤看著鏡子裡煥然一新的自己，幾乎要落淚，當地里長也驚嘆慈濟的力量。

偏鄉失智照護，醫療團隊到府找出失智病人

在長照裡，失智是棘手難題，臺北慈院七年前成立社區暨長照服務部時，即展開社區失智照護的部署，設立失智共同照護中心，由身心醫學科醫師李嘉富出任中心主任。李嘉富曾任三軍總醫院北投分院副院長、國軍花蓮總醫院神經精神科主任，二〇一三年一月到臺北慈院後全心投入失智照護這一塊。

當時新北市衛生局對六十五歲以上長者推失智症篩檢，並在各行政區為輕度失智症者開辦「瑞齡學堂」，由不同醫療院所承辦，臺北慈院二〇一八年起負責平溪區，兩年內達到衛福部「二〇二〇五五五」的目標，

李嘉富解釋「二〇二〇五五五」的意思，在二〇二〇年，社區有五〇%

的失智症病人被診斷出來、五〇%的失智症家庭得到正確的照護觀念、五〇%的社區居民具有失智友善的概念。「國際上，失智的診斷率大概是五〇%，但臺灣不到三〇%，有很多失智者沒有被找出來，所以政府訂出五〇%的目標。臺北慈院是當年在偏鄉唯一達標的醫院。」

這非常不容易，因為相較於其他地區，人口數僅四千多人的平溪，老化嚴重，當時已有三〇%（亦即一千多人）是六十五歲以上長者，提早進入超高齡社會。李嘉富指出，依「二〇二〇五五五」目標要求，「應該要診斷出至少五十七名失智病人才算達標，可是當時怎麼找就只有四十七人。」

李嘉富思索，在偏鄉，能到瑞齡學堂上課者多是輕度失智，中重度失智病人甚至臥床者，很難走出家門接受診斷，怎麼解決？他想到慈濟義診的精神，「病人出不來，我們走進去。」利用臺北慈院每兩個月一次的偏鄉居家往診，在原本九條路線上，新增一條「記憶關懷」路線，由李嘉富帶領的「中重度失智關懷小組」負責，到往診的居民家中評估長者是否有失智狀況，「失智評估必須有臨床心理師，我們就讓臨床心理師直接到府服務。」

一家一家去，陸續找出足不出戶的失智症病人。

兩年後，平溪「瑞齡學堂」由民間基金會接手，「我們退到後面來做『綠色通關』，及早發現並診斷社區中的失智長者。」

及早救「智」，延緩失智病程進展

失智不可逆，目前在醫學上還無法治癒失智症，也無法阻擋病程進展。而失智是從輕微認知功能障礙開始，「我們可以利用一些措施，拉長輕微認知功能障礙這個階段，延後病人進入真正失智的時間。」李嘉富說，「失智防治很重要的一個策略就是要及早救『智』。」國外研究指出，及早介入可讓一〇％的輕微認知障礙病人延後一年退化到失智，「失智症家庭可以提前做準備；對高齡長者來說，或許在他們走到人生終點前，病情都還沒進展到失智。」

在承辦平溪瑞齡學堂前，李嘉富已在新北五處靜思堂設立社區關懷據點，開設記憶保養及心腦動健康等失智預防延緩課程，並從中篩檢是否有失智長者，列案追蹤關懷。

從二〇一八年成立失智共照中心至今，李嘉富手上需要持續關懷的失智症個案，總數約有三千一百二十三人，「其中約有五七．一八％（一千七百八十六人）認知功能出現輕微障礙，還不到失智，但如果什麼都不做，他們可能在一年至五年之內，陸續退化到失智。」他觀察發現，輕微認知障礙的長輩參加據點活動後，到現在五、六年了，仍維持在輕度認知功能障礙的階段，顯示及早介入確有成效。

「目前失智症防治最大的難題就是太多病人來門診的時候，經評估已失智，這時候就很難擋住了。」但很多有失智傾向的長輩抗拒就醫，李嘉富利用「記憶保養門診」讓老人家願意接受失智症評估。

他告訴長者，國健署有免費的老人健檢，鼓勵長者來醫院健檢，抽血檢查看是否有營養不均衡、維生素B12缺乏、葉酸不足，或是發炎指數偏高的問題，「這些都會影響認知，幫病人補回來後，下次回診他們都覺得自己身體好很多。」有些原本勉強來看門診的長者，在一段時間後，都後悔太晚來，應該早點來保養記憶力。

慈濟環保站是最好的日照中心

老人家做什麼有助記憶保養及身心健康呢？李嘉富在二〇一六年做了一項有趣的研究，他邀請慈濟新北市雙和環保站的七十九名志工當受試者，研究分析做環保對健康有何益處。

「參加研究案的環保志工都在六十五歲以上，平均年齡七十三歲，超過國人的『健康餘命』。」李嘉富收案前全體做一次前測，測量血壓、身體的疼痛、自律神經功能、認知功能、情緒狀態等指標；在研究展開後第四個月做期中檢測，同時請受試者每次做環保回收工作時，抽一小段時間以「環保健康操」活動身體，第八個月再做一次測量。

分析結果時，將環保志工分三組，第一組每週到環保站平均不到一天，第二組每週兩天，第三組每週三天以上甚至天天報到。結果發現，第一組平均年齡七十三歲；第三組平均年齡七十七歲，三組受試者在研究前後的身心狀況於統計學上沒有明顯差異，但第三組，也就是每週到環保站三天以上的志工，雖然平均年齡最高，健康狀況卻最好，經過八個月時間，血壓穩定、疼痛減少，記憶力及認知功能變好，自律神經的調節功能也比其他兩組更好，本來比較憂鬱的人也變得比較開朗，身心健康都提升了。

「環保志工在環保站，運動、動腦、人際互動的『三動』都有了，慈濟的環保站真的是最好的日照中心。」李嘉富開玩笑說，老人家不用請看護，等於每個月賺了三萬元！

顧老也顧小，偏鄉護「幼」齒

偏鄉老人家就醫不易，小朋友則是看牙困難，因為牙科診所不會開在偏遠的地方。二〇一八年起，臺北慈院兒童牙科專科醫師陳宜宏，每半年率團隊前往烏來福山德拉楠民族實驗小學義診，為全校小朋友看牙。

雖說是全校小朋友，但德拉楠小學位在烏來很裡面的福山，包括幼兒園，全校不過三十多個學童。然而這三十多個孩子，卻或多或少有蛀牙，陳宜宏每回上山，齲齒填補、乳牙根管治療、殘根拔除、個別口腔衛教……十分忙碌。

陳宜宏選擇定期到這裡義診，是特別勘察過的。這些年，政府以巡迴醫療服務來強化偏鄉醫療，很多偏鄉的醫療服務改善許多，陳宜宏便將義診心力花在「新北唯一極偏學校」。他親自走訪德拉楠小學，得知牙科巡迴醫療車只做塗氟及簡單的補牙，不做乳牙根管治療，而學校剛好有一張二手牙科治療椅，於是他每半年上山一次，一次上山兩天，檢查每個小朋友的牙齒，做必要的治療。

陳宜宏喜歡小孩，選擇走兒童牙科，「因為小孩有欣欣向榮的感覺。」看著孩子長大、建立良好口腔衛生習慣，很有成就感。看診結束後，脫下隔離衣，陳宜宏當起孩子王，跟小朋友在校園裡玩成一片。

早療評估，「個案不來，我們過去」

每個孩子都有自主活動的能力，而發展遲緩的兒童需要早期療育才能進步，臺北慈院兒童發展暨復健中心主任吳欣治一直認為早療是一整個家庭的事情，不是家長把孩子帶到醫院交給醫師就好，因此，她很樂意下鄉，走入「慢飛天使」的家庭提供早療服務。

「每年我們配合新北市衛生局，會有兩、三次到平溪、石碇、淡水的偏遠地區做評估。」吳欣治猶記醫院剛啟業時，有一次在平溪衛生所等一個個案，但約定時間過了，家長和孩子仍不見人影。「個案不來，我們就決定自己過去。」吳欣治開車載著評估團隊和衛生所護理同仁一同前去個案家中，媽媽已經生了四個，肚子裡還有一個，家庭功能薄弱。那時讀幼稚園的小姊姊已經是特教生，團隊完成評估後，轉介早療資源進入這個家庭，安排治療老師及社工師到家中協助。

「到第二年、第三年，媽媽竟然自己一個人坐火車，從平溪帶三、四個孩子到醫院來。」吳欣治至今仍記得，媽媽很努力，問了很多問題，長期下來，可以看到愈小的孩子發展愈好，「證明早療不僅對孩子好，也對家庭幫助很大。」

還有一個罹患先天性罕見疾病的個案，一歲起就在吳欣治以前服務的醫院讓她看診，吳欣治在臺北慈院啟業時轉來任職，這個孩子也跟著轉來看診，已經二十三歲了。孩子爸爸過世後，媽媽照顧孩子吃力，將孩子送進教養院，但有問題時，媽媽就推著輪椅把孩子帶來臺北慈院找吳欣治或社工師，「得到家長的信任，比較是我期望的回饋。」

「每個發展遲緩的孩子都不容易治療。」在診間，吳欣治看每個孩子都花很多時間，她希望每多說一句話、多做一件事，都能改變家長的想法，全家配合讓孩子愈來愈好。

國際醫療援助，醫師難忘的記憶

無論是到偏鄉服務，還是遠赴異國，臺北慈院的資深醫師，幾乎沒有人沒參加過義診，義診克難的環境、病人令人吃驚的病情，都是難以抹滅的記憶。

深深刻印在腦海中的，往往是早年剛開始參加義診的那幾次，因為後來都處變不驚了。

副院長鄭敬楓難忘十九年前以香蕉樹做點滴架為小病人打點滴。

二〇〇六年五月，印尼日惹發生大地震，六月慈濟賑災團前去救災。在一個偏僻農村，一個爸爸帶著嘔吐不已、奄奄一息的女兒到義診站。鄭敬楓判斷小女孩嚴重脫水，趕緊為小女孩打點滴。荒郊野外，他就地取材，以一旁的香蕉樹做為點滴架。兩小時後，小女孩坐起來，對鄭敬楓及其他醫護人員展開笑顏，然後跟爸爸呶嘴撒嬌說她餓了，小女孩的爸爸激動得緊握鄭敬楓的手，一再道謝。

但在那個村莊，很多孩子因失去家園甚至親人而沒有笑容，鄭敬楓義診之餘，也想著如何撫慰孩子的心靈，他請志工準備棒棒糖，來看診的孩子都能獲得一枝棒棒糖，「藥物對他們的作用可能還沒有棒棒糖來得大。」

同一年，同樣在印尼的另一次義診，整形外科主任盧純德和多位慈濟醫療體系的外科醫師，在印尼國防部附設醫院的開刀房為病人開刀，「多檯手術同時進行，但每一位醫師看到病人的第一反應幾乎都是——腫瘤怎麼可以養那麼大？」原因就是他們沒有錢就醫。得知慈濟前去義診，他們千里迢迢趕來，只為了有接受手術的機會。「我們面對的是真實的苦難！」盧純德嘆息。

眼科部副主任沈佩好也對出國義診為病人開刀記憶深刻，她去過緬甸、菲律賓、中國大陸義診，「我們眼科義診團，有時候會去設開刀房做白內障手術。」白內障在臺灣是簡單普遍的手術，但那些地方的人民生活貧困，可能要一年不吃不喝才動得起手術。慈濟師兄師姊會先調查確認當地有多少白內障嚴重的患者，醫療團飛過去以後，週五看診，週六、週日就是整天開刀。當地師兄師姊會去借用醫院設備，也會安排開刀房場地。「我們通常同時開四、五床，由十幾位醫師輪流開刀，兩天能開兩、三百例白內障。」病人多為農民，常常兩眼白內障已經嚴重到幾乎接近全盲，走路都不方便。白內障手術通常只開一眼，但他們第二天就會掀開紗布來看東西，因為另一隻眼睛沒開刀，只能依賴開完的這眼重見光明。

「我們的手術讓這些原本需要被照顧的人，不但恢復了視力，還能回去務農甚至照顧家人。這種回饋對醫師來說是非常大的鼓舞。」沈姵妤說，眼科雖不像大內外婦產那樣攸關生命，但對這些病人而言，視力等同謀生能力。

術後照護也很特別，當地沒有臺灣這麼多抗生素可用，「他們術後只點一次四環素眼藥膏，我問當地醫師，他們說幾乎沒遇過病人感染。」這讓沈姵妤很震撼，因為四環素眼藥膏在臺灣大概只有安慰的效果，沒想到在當地竟然有效，她推測可能因為生活環境單純、細菌沒有抗藥性。

教學部主任吳燿光特別難忘的則是二〇〇八年四川汶川大地震，他隨慈濟醫療團過去，斷垣殘壁的景象令人觸目驚心。醫療團在大樹下義診，災民得知有臺灣去的醫師，口耳相傳，病人擠爆義診站，「原來有這麼多人苦盼就醫。」有一次，他跟護理師在往診途中看到一名年長的阿嬤被安置在豬寮下面，目睹阿嬤的病痛與處境很不忍，兩人鑽進狹窄又悶熱的空間幫阿嬤看診。「透過國際賑災，真的可以把你的一點小愛帶到遙遠的地方，以實際行動讓災民安心及安身。」

科技助一臂之力，義診手術成效佳

過去國際醫療援助發現困難案例，大多越洋跨海送來臺北慈院治療，隨著科技進步，透過網路克服時空阻隔，有些困難個案，醫師在出國義診前就可做好準備，一到當地立即為病人手術。

牙科部主任許博智就曾用這個方法，在二〇一九年為一個二十六歲的菲律賓年輕人進行口腔顎面手術。病人六歲那年家裡發生火災，他是唯一的倖存者，但被火紋身的他，五官扭曲，左眼失明，右眼弱視且眼瞼無法完全張開，最大的困擾是嘴巴無法閉合，看起來滿口暴牙，一直滴口水，吃東西也會漏出來，也無法用吸管喝東西，難以生活自理，只能住在安養院。

菲律賓口腔顎面外科醫師透過網路跟許博智討論有沒有辦法讓病人嘴巴閉合起來。「在臺灣，這樣的病人要將下顎分成三至四塊來做調整，再加上牙齒矯正，很花時間也很花錢。」許博智思考能否讓這個菲律賓病人一次手術就解決問題，決定將病人下顎切成五塊，但重新組合必須精密，每一塊之間都要吻合，連每顆牙齒的排列都要考量好，許博智以「人骨拼圖」來形容。

透過電腦繪圖與3D列印技術，許博智做好術前準備，他帶著列印出來的手術導板飛去菲律賓，歷經四小時，順利完成手術。「術後三天，病人嘴巴可以閉起來了，慢慢可以自行進食不滴口水、食物也不會掉出來，生活品質大幅提升。」術後一年，許博智收到病人的感恩信，以及他親手做的木工車，「他靠著手作能力，能夠自力更生了。」

臺北慈院醫師們的義診足跡，每一步都充滿了愛。

—第三部—

嚴峻挑戰，迎難而上

臺北慈院這一棒，不是輕鬆的短跑，而是風雨兼程的長征，路途也非一路平坦，必須上山下海克服重重障礙。

救治八仙塵爆傷患，醫護人員化身跨欄選手，跨越照護重度燒燙傷患的高門檻，保住多條年輕生命；新冠疫情臺灣大爆發那年，臺北慈院收治確診病人全國最多，醫護人員不但以生命搶救生命，還以肉身築堤，阻擋疫浪拍擊陸地；啟業以來不斷提升臨床、教學、研究的能量，在第三度挑戰醫學中心評鑑時達成目標，升格為醫學中心，提供民眾更好的醫療服務。

無論面對什麼樣的危機、困難、挑戰，臺北慈院總是迎難而上，毫無退縮，第一棒，是起跑的順序，也是奔跑的佳績。

第十三章

一個都不能少，搶救八仙塵爆傷患

同仁跟我說傷患情況危急，也許會死亡，我第一個反應就是「不可以」。醫療團隊不可以在傷患很危險的時候輕言放棄，要想盡辦法救治。

——院長趙有誠

二〇一五年六月二十七日晚上八點四十分，臺灣發生震驚社會的八仙塵爆災難事件，二十分鐘後，臺北慈院院長趙有誠指示急診室做收治傷患的準備。

十點四十七分，臺北慈院急診室收治第一名由家屬自行轉院的傷患；十一點零二分開始接救護車送來的傷者，院方緊急召回一百二十多名同仁加入急救行列，到凌晨零點三十三分，臺北慈院共收治十三名重症傷患，平均燒傷面積六〇%。

那一晚，是臺北慈院創院以來搶救大量傷患最艱難的一次，一因所有患者傷勢都很嚴重，二因臺北慈院沒有專責的燒燙傷病房，收治大面積燒燙傷患者經驗不多，醫療團隊面對極大的挑戰。

然而，從六月二十七日收治傷患到十月三十日最後一名傷患出院，僅一名燒傷面積九三%的傷者，家屬放棄一切治療而不治，其餘傷患皆保住生命，在不可能之中創造了奇蹟。

「不管多嚴重，我們都要收！」

八仙塵爆發生那晚，急診部主任楊久滕剛好在急診室值班，從事急診醫學多年，這是他記憶最深刻的災難事件，「瞬間產生大量傷患，來得又快又急。」事發後二十分鐘他就接到院長打電話交代：「趕快準備，等一下應該會有傷患送來。」

楊久滕立即率領急診室同仁待命，並聯繫新北市救護指揮中心，轉達：「臺北慈院準備好了，有傷患可以往我們這裡送。」稍晚，趙有誠及院部主管都趕到了急診室。

護理部督導蔡碧雀當晚也在急診室值夜班，她回憶，一開始跟新北衛生局聯繫時，對方說新店太遠，傷患應該不會送過來，「幸好院長要急診室做好準備。」

隨著受傷人數不斷上升，八仙樂園附近的責任急救醫院收容不下，傷患必須往外圍送。

新北衛生局來電詢問：「有一輛遊覽車上有三十多名傷患，燒燙傷面積約一五％至二〇％之間，臺北慈院可以收嗎？」楊久滕心想，一五％的傷患不一定需要住院，回覆對方：「送過來，我們準備好了。」結果送到臺北慈院的傷患並不是這一批。

醫學上評估燒燙傷面積是將人體部位分開採「九的法則」計算，單一部位九％，頭部與頸部合計九％，單側上肢九％，單側下肢一八％，前胸含腹部一八％，後背含腰臀一八％，生殖器一％，合計一〇〇％。

第一個到急診的傷患是家屬自行轉院過來，急診室檢傷評估燒傷面積六〇％。接著救護車送來第二位、第三位、第四位……計數到第十三位才停止。十三名傷患，三男十女，都是年輕的孩子，年齡在十七歲至二十七歲之間，分別有著二至三度深層燒傷，占體表面積四〇％至九〇％不等，可說體無完膚。

趙有誠只有一句話：「不管多嚴重，我們都要收。」

「急診室紅色九號」，全院動起來

第一個傷患送達臺北慈院後，趙有誠憂心後面送來的傷患也都傷勢嚴重，決定啟動大量傷患應變機制，同時以廣播、手機簡訊對全院同仁發出「急診室紅色九號」指令。這是醫院內部專用代號，在不引起院內民眾恐慌的情況下，通知同仁有大量傷患即將送達，全院進入災難應變狀態，急診室需全院同仁支援。

當時除了在醫院的同仁迅速往急診室移動，很多已經下班離院的醫護人員，看到手機顯示「急診室紅色九號」的指令，也都從外頭趕回醫院。

燒燙傷是整形外科治療領域，「第一時間院長就要我打電話聯繫所有整形外科醫師確認是否能回來幫忙。」楊久滕說，那時全院整形外科醫師就三位，都趕回了醫院，其他科醫師也回來支援，「總共回來上百名醫護同仁。」

「我們啟動得很快。」蔡碧雀說，重傷傷患必須馬上搶救，急診室空間、人力、設備、藥物、醫材都要準備好。

傷患陸續送進急診，從桃園飛車趕回醫院的整形外科主任盧純德衝進急診，看到年輕孩子痛到全身不停發抖，哀叫不斷，衣服黏在身上，必須拿剪刀小心翼翼慢慢剪開，以大量生理食鹽水清洗傷口、上藥、打抗生素……每一個傷患需要七至十名醫護人員搶救，十三名傷患動員一百多名醫護人員，「全身燒傷的傷患無法打點滴，只能打中心靜脈導管，還需要麻醉科來插管維持呼吸。」

傷患的家屬親友陸續趕到，在急診找人、攔下醫護人員詢問傷患狀況，那天急診室忙到半夜，地板上隨時有生理食鹽水沖洗傷口留下的大片水漬，清潔人員拿著拖把不停拖地擦地，並收拾散落滿地的醫材外包裝。小夜班跟大夜班交接時間到了，但沒有一個小夜班同仁離開，大家都持續待在救治傷患的隊伍中。

「醫護人員的專長就是救人，我們平時演習都演得好像假的，但遇到真實狀況，大家做得非常好。」楊久滕為那一夜同仁的表現感到驕傲；但回想起那一夜急診室不忍卒睹的慘況，他依稀又聽到那時傷患的哀嚎聲。

半夜十二點多，十三名傷患陸續轉入加護病房，盧純德等三位整形外科醫師再把每個傷患的生命徵象檢視一輪，忙到不知今夕何夕。稍事休息，天亮後又進加護病房「開工」。

政府醫療網規劃有燒燙傷專責醫院，以燒燙傷專用加護病房收治傷勢嚴重傷患。臺北慈院不是燒燙傷責任醫院，也沒有專用加護病房，第一夜，院方把傷患分別安置在外科、內科加護病房，以及呼吸照護加護病房。

「收治燙傷患者，病房的標準很高，環境必須極為乾淨，以免傷患感染。那晚樓下急診搶救傷患的同時，我們樓上加護病房趕快一間一間準備。」護理部副主任滕安娜記憶猶新，「你就看到每個人都在擦、在搬、在設置，毫無拖延；所有耗材、器械、環境，全部清潔、消毒、調整、備妥。」護理部主任吳秋鳳親自巡視每一房，確認每一個設備、每一種儀器，包括點滴架、病床位置，全都到位。

設燒燙傷專區，每天召開專家會議

也因為臺北慈院沒有燒燙傷中心，整形外科醫師只有三位，趙有誠原本只是想「急救」而不是「久救」，在塵爆意外剛發生時協助緊急醫療，穩定傷患病情，再轉至燒燙傷專責醫院進行後續治療。

但塵爆重傷者眾，北部有能力收治傷患的醫院都已經超量收治，臺北慈院收治的傷者必須留在臺北慈院治療。這個消息讓這群年輕人的爸爸媽媽驚慌不已，「臺北慈院有能力照顧好我的孩子嗎？孩子能得到最好的醫療照顧嗎？」

「我們必須提出讓家屬信任的醫療方案，也必須做到讓家屬信任我們的醫療團隊。」趙有誠與醫療團隊討論後，迅速採取兩個措施。

第一個措施是把外科加護病房第三區劃出來做燒燙傷醫療專區，集中安置傷患，工務室主任楊明崇接到指令後，立即查詢燒燙傷病房設置相關法令及規範，將同仁分成空調組、機械組、硬體裝潢組，在慈濟志工支援下，二十四小時之內做出符合標準的燒燙傷病房，採用清淨度正壓空調，出入各有動線，不交叉也不重疊，以最高規格進行感染管控，避免傷患感染。

加護病房每日有限制探病時間，但考量家屬進出仍可能造成感染風險，趙有誠親自向家長說明，改為「視訊會客」，以保護在生死邊緣掙扎的孩子。資訊室主任黃少甫與同仁連夜趕工架設無線基地臺與視訊平臺，設立「視訊會客系統」，在固定時段開放家屬透過平板電腦「視訊會客」。能講話的傷患可以直接跟家人對話，傷重尚無法開口的傷患則有醫護人員在病床旁跟家長說明傷患的情況、回答家長的問題，讓家長安心。

第二個措施是院長親自擔任召集人，從傷患進加護病房第三天起，每天中午召開專家會議。因為嚴重燒燙傷的傷患不是只有外科的問題，由於皮膚大面積受損、免疫力下降、代謝劇烈改變，容易產生全身性、多器官的併發症，包括急性肺傷害、低血氧、呼吸窘迫、血壓下降、腸胃道出血、電解質不平衡、腎功能受損……救治需要跨科團隊。

因此專家會議的成員含括整形外科、感染科、胸腔科、心臟科、腎臟科、新陳代謝科、胃腸肝膽科、身心醫學科、復健科、麻醉部、加護病房主管、護理長、督導等各部門主管，以及營養師、心理師、呼吸治療師、藥師、社工師等各領域專業人員。

趙有誠每天早上五點就到加護病房，查看每個傷患的生理徵象及最新檢驗數字，並逐床了解傷患病情，為中午的專家會議做準備。中午開會時，也是一個傷患一個傷患逐一討論，檢視白血球、血色素、發炎指數、肝腎功能、白蛋白、鎂、鈣、鈉、鉀、細菌黴菌培養等檢驗數字有無異常，以及每個傷患器官功能有無變化、用藥是否需要調整、營養是否足夠等等。

考量這群年輕傷患恐難以面對身體外觀的巨大改變，還要承受復健之苦，趙有誠指示心理師直接進駐加護病房陪伴傷者，「讓這群孩子日後能自立並且以正面心態重回社會，醫療才算成功。」

為了讓家屬了解治療進展，臺北慈院每兩、三天就舉辦一次醫療諮詢座談會，跟家屬說明治療計畫，也回答家屬從治療到復健的各方面問題，穩定家屬不安的心。社工室並與慈濟志工團隊聯手，分組關懷及陪伴每一個家庭。

一個都不能少，不可讓年輕生命逝去

但趙有誠心中波濤洶湧，因為依醫學文獻及醫界過往經驗，大面積燒燙傷患者死亡率為五〇%，他每天巡房看著這群年輕孩子，都在想：「不會是這個，也不會是這個……」一床床看過去，他心中只有一個念頭：「哪一個都不能是，在我們這裡，一個都不能少！」

有一天，一個插管的年輕女孩病情急速惡化，肺部X光一片白茫茫，肺水腫嚴重、腎功能衰竭、呼吸窘迫、血氧值及血壓一直往下掉，出現敗血性休克，生命危急。當時的胸腔內科主任吳燿光立刻向趙有誠報告這個傷患可能撐不下去，趙有誠說了三個字：「不可以！」

「同仁跟我說傷患情況危急，也許會死亡，我第一個反應就是『不可以』。」趙有誠說，「醫療團隊不可以在傷患很危險的時候輕言放棄，要想盡辦法救治。」

「在當下，這是一個非常難達成的任務，只能盡力再盡力。」當時傷患病情凶險的情景彷彿還在吳燿光眼前。醫療團隊大動員，整形外科、胸腔內科、心臟科、腎臟科都加入搶救行列，為傷患裝上葉克膜、洗腎機。盧純德為傷患全面植皮，杜絕細菌感染，最後腎臟科想嘗試使用日本研發的特殊人工腎臟來清洗血中毒素，一支人工腎臟十五萬元，一次得用兩支，趙有誠毫不猶豫：「買來用！」終於把這個年輕女孩救了回來。

八仙塵爆當晚臺北慈院收治十三名傷患，後來兩人轉院，第二天則有一名傷患從其他醫院轉入，臺北慈院共照護十二名傷患，最後只一名燒傷面積九三%的傷患因為家屬拒絕任何積極治療而往生，其餘十一名傷患都平安出院。

清創植皮，為每個傷患客製化治療計畫

「十二個傷患救回十一個，院長是大功臣。」整形外科主任盧純德說，透過專家會議跨科合作，「為每個病人客製化治療計畫，真正是全人醫療的

實踐。」大家對救回這群孩子愈來愈有信心。

塵爆傷患進醫院後，盧純德就有接不完的電話，同仁有太多治療上的問題要詢問跟討論，家屬也有很多疑問，但有一天他突然發現沒電話了，他能專心在手術房為傷患清創。

大概一個星期後，有一天他經過加護病房，才知道院長每天親自主持專家會議，每床逐一討論治療方案。「我好感動，難怪後來都沒電話找我，原來很多問題都由各科專家接手處理了。所以我第一次參加專家會議時，大家已經開過好多次了。」盧純德感謝趙有誠在他分身乏術時，沒有叫他去開會，讓他能夠全心全力在手術房為傷患清創植皮，「這是我當時最重要的工作。」

盧純德指出，清創是大面積燒燙傷患者救不救得回來的關鍵，壞死的組織是細菌溫床，必須盡快去除壞死組織與焦痂，減少感染，但沒有皮膚保護也有感染的風險，清創後必須馬上植皮。當時為爭取植皮時效，他提出緊急購置兩臺植皮機的需求，院方馬上聯絡廠商送貨，其他救治傷患必用的點滴、白蛋白等，都好像不用錢般持續為傷患注射，傷口敷料一張一千多元也貼滿傷口不手軟，為了搶救珍貴的生命，醫院真的不計代價。

大面積深度燒燙傷清創植皮必須分多次進行，免得傷患承受不住。當時臺北慈院除了盧純德、林仲樵及王樹偉三位整形外科醫師全數投入清創手術，臺中慈院、花蓮慈院也派醫師支援。盧純德特別感謝臺中慈院整形外科楊超智醫師長期支援，「每次都坐高鐵北上，默默地來、默默地做、默默地走。」

十二個傷患輪流清創，整形外科團隊連續三十天在手術室清創植皮、清創植皮，盧純德以「慘烈手術」形容，因為傷患承受很大的痛苦，「其實送加護病房之後，才是這些小朋友苦難的開始。」盧純德說，除了清創之痛，還有換藥之痛，「燒燙傷是人間煉獄。」

大面積燒燙傷，每名傷患每次換藥需一至兩小時

「我們自己平常被燙到一點點地方都覺得很痛了，何況是大面積燒燙傷，每個傷患每次換藥時間長達一、兩個小時，他們的哀嚎聲讓我們好捨不得。」蔡碧雀說。

每名傷患每天需換兩次藥，臺北慈院組換藥班，一班有八名護理師，分白班跟小夜班兩班作業。人力需求殷切，護理部發出招募通知，徵求護理師下班後到加護病房協助換藥，「很多人報名，名單滿滿地來到我這裡。」滕安娜說，但不是每一個報名的同仁都能參與，因為大面積燒燙傷換藥很不容易，剛畢業的資淺護理師就不適合上場，「我們選派有經驗、能應對高張力狀況的同仁進去，安全又有效地照護傷患。」

為了提高傷口照護品質，趙有誠向花蓮慈院燒傷中心借將，兩位資深護理師陳玟君及王鐸蓉六月二十九日連夜從花蓮趕來臺北支援傷患換藥工程，並展開教學，教換藥班護理師如何做燒燙傷傷口護理，建立換藥流程與各式

表單，讓換藥班人員很快上手。

意外中的熟悉面孔，體會人生無常

護理部督導陳美慧是換藥班成員，每次進加護病房為傷患換藥，她的心情都十分複雜，因為傷患中有兩個熟面孔。

塵爆發生那一天，白天她在院內碰到兩位實習結束的慈濟護專學妹，她問她們：「要回花蓮了嗎？」學妹說是，也說了她們的計畫。其中一位學妹家住板橋，她們打算住一晚，隔天再回花蓮，陳美慧還叮囑她們路上小心。

塵爆發生在週六晚上，週一陳美慧進加護病房為傷患換藥，看到兩個熟悉的名字，大感驚疑，但傷患全身都包紮起來難以辨認，後來從教學部同仁那邊確認了這兩名年輕女孩就是她週六才說再見的護專學妹，「很難形容當時的心情，感受到無常就在眼前。」她說。

「她們傷口很嚴重，不斷滲血，尤其是腳，換藥的時候，滿是血水的紗布一掀開，血還在滴。你親眼看到自己熟悉的學妹，上一次見面還活潑健康的孩子，你以為她們回花蓮了，結果她們碰上了塵爆，如今躺在病床上⋯⋯真的很難過、很心痛。」

為減輕傷患換藥忍受痛苦的時間，「我們訂出『長痛不如短痛』的原則。」陳美慧說，一隻腳的傷口如果慢慢換，傷患要痛一個小時，換另一隻腳又要痛一小時，太折磨人，所以換藥組的護理師在無菌操作下，快速拆包、敷藥、包紮，控制在一小時內完成雙腳傷口處理，「我們會『一、二、三』一口氣把敷料撕下來，雖然這樣還是痛，但至少縮短了疼痛的時間。」

一天用掉兩百罐燙傷藥膏

大面積燒燙傷傷患每次換藥，都需要很多藥膏，藥學部主任吳大圩回憶這場戰疫第一晚的情況：「當晚值班藥師迅速把急診醫護需要使用的一些特殊藥物、燙傷藥膏，還有一些點滴如輸注液，都搬去急診。」

真正的挑戰是在轉入加護病房後，醫療單位估計，每天需要兩百多罐燙傷藥膏，「是醫院平日一個月的用量，庫存根本不足以因應。」吳大圩必須「有備無患」，一方面聯繫花蓮慈院、臺中慈院、大林慈院及時支援，一方面直接找藥廠。塵爆隔天是星期天，藥廠休假，透過層層關係聯絡上藥廠人員後，立即派人去搬藥，還好動作快，因為星期天下午，院內所有的燙傷藥膏就用完了，正好及時補充。

「那時候要調到燙傷藥膏是很周折的。」為了搶藥，藥學部同仁自行開車往返宜蘭多次，奔波三百公里，備妥兩千四百公斤的藥品。

燙傷藥膏之外，點滴、敷料、抗生素、白蛋白注射劑、靜脈輸注液、紗布、棉片、無菌手套等相關藥品及醫材的需求量也非常大。缺藥是每家收治塵爆傷患醫院共同的問題，衛福部成立八仙塵爆藥品醫材的社群群組，供各醫院提出需求，衛福部負責調度。

「塵爆發生第五天，我們備齊了十六天存量、三千兩百八十七罐燙傷藥膏，來自五家不同藥廠，因為大家的供應量都不夠。」所幸在衛福部督促下，藥廠的生產量逐漸趕上全部醫院的需求。

與你同行看見希望，達成不可能任務

七月十日起，陸續有傷患轉至普通病房，七月十三日有了第一位出院的傷患，醫療團隊相當振奮。從六月二十七日八仙塵爆事件發生當日收治傷患，至十月三十日最後一名傷患出院，臺北慈院醫護團隊平均每天投入一百六十三名人力照顧傷者。「傷患轉到普通病房再到出院，照顧並沒有鬆懈。我們還是每天開會，逐一討論病況。」盧純德說。

傷患出院並不表示醫療照護告一段落，院方安排出院前居家訪視，了解家裡環境及傷口照護是否需要協助，做好從病房到家裡的銜接，而慈濟志工也持續關懷。燒燙傷的復健是一條漫長的路，慈濟的大愛感恩科技公司為傷患研發比較透氣的壓力布來製作壓力衣，讓他們穿在身上不會又痛又癢。

那年八月八日父親節，還沒出院的孩子們寫卡片給趙有誠，喊他「院長爸爸」，趙有誠驚喜又感動。卡片他珍藏至今，除了留做紀念，也是提醒自己，永不放棄任何一個病人，即使病人存活希望低，也要奮戰到底。

而臺北慈院醫護團隊陪伴這群年輕孩子一關又一關闖過生死關，只有一人不治，在二〇一五年的盛夏到深秋，大家齊力為臺北慈院寫下歷史新頁。

第十四章

挺在疫浪前線，以生命搶救生命

二〇二一年，新冠疫情最嚴峻的這一年，臺北慈院收治的確診個案數全臺最多，第一線醫護人員冒著染疫的風險照顧病人，可以說是以生命搶救生命。

——院長趙有誠

臺北慈院參與八仙塵爆戰役的同仁，原以為八仙塵爆傷患的照護難度紀錄不可能打破，沒想到六年後遭逢「世紀大疫」新冠疫情，不但照護難度刷出新高度，還創下「院內零感染」的傲人紀錄。

收治確診病人全臺之冠，挺身而出擔起重任

新冠疫情二〇一九年年底起於中國湖北武漢，隨著便捷的空中交通，病毒很快擴散到全球各地。我國政府在二〇二〇年一月二十日成立中央流行疫情指揮中心，嚴格管制邊境，入境臺灣須隔離十四天，發現確診即送醫隔離，二〇二〇年是平安的一年。

嚴峻的挑戰在二〇二一年五月到來，本土疫情大爆發，單日確診個案由個位數一下子跳到破百。病人集中雙北地區，五月十五日指揮中心宣布雙北疫情警戒升為三級，但單日確診個案很快來到破千，有能力收治確診個案的醫院都超載，來不及收治，也沒有床位可以收治。

指揮中心一改原本確診即送醫隔離的政策，宣布輕症送集中檢疫所隔離，重症才送醫院；但確診人數增加速度太快，集中檢疫所不多時即爆滿，指揮中心再宣布新做法，輕症在家隔離等候安排就醫。

但這波疫情的病毒株 Alpha 威力強大，最可怕的地方在於確診病人病情進展快速，輕症很快變重症。後來醫界發現這是「隱形缺氧」所致，病人血氧值下降，卻無「喘」及「呼吸急促」等明顯症狀，甚至還能講話、走路，等到發現情況不妙，送醫時幾乎都需插管進加護病房。

「當時新北市衛生局成立一個跟各家醫院院長的 LINE 群組，協調確診個案送醫、調度床位。」院長趙有誠始終忘不掉病情嚴峻時，看到其他醫院頻頻發出「求救、需重症病床」、「哪一家醫院可以救救我們？」這類訊息時的心情，前一年國外確診病人求醫無門的景象竟然發生在臺灣！

不忍病人得不到醫治，趙有誠率領臺北慈院同仁挺身而出，承擔重任。

「院長每天都在看手機、看群組、看急診報表，有新的病人就問：『為什麼還沒收上來？』」內科部主任洪思群說，臺灣雖然醫院不少，但疫情一旦擴散，每家醫院的量能很快就被吃掉，醫院院長必須承受來自各方的壓力，有醫療資源與人力不足的現實壓力、有內部員工情緒反彈的壓力，因此有些醫院對於收治確診病人不是很積極，「但我們院長不是，他的態度很堅定，『能收就收』，而且他親自指揮，很不容易。」

在到處都缺病房的情況下，收治確診個案的確很不容易。趙有誠的思維是，既然缺病房，那就把病房「生」出來，臺北慈院在新冠疫情初期原就備妥一個專責病房，此時護理部主任吳秋鳳全力指揮調度，一週內新開四個專責病房，總共以五個專責病房的容量收治確診個案；因應重症病人增多，內科加護病房也在兩週內新建置多張微負壓隔離病床，總共三十二張床。

臺北慈院啟動最大能量，沒有拒絕任何一個上門的病人，收治後也沒有轉出任何病人到其他醫院。

病人多，投入的醫師就要多，肺炎由胸腔內科主責，胸腔內科主任藍冑進回憶，第一年（二〇二〇年）病人不多，胸腔內科的分工是吳燿光負責專責病房，蘇文麟負責加護病房，他曾經在科裡開會時預告，如果疫情大爆發必須增加專責醫師人力，就抽籤決定，大家都同意這個做法。

「但二〇二一年五月這波疫情來得太凶猛，沒時間叫大家抽籤了，我直接打電話給楊美貞說：『加護病房需要第二個醫師進去，你可以嗎？』她二話不說就進去了。」藍冑進很感動，包括後來他找第三個、第四個醫師進去照顧確診病人，「同仁都沒有任何閃躲，也沒有人跟我爭『不是說要抽籤嗎？』」

一床難求，內科加護病房主任的掙扎

但一床難求，卻無法用抽籤決定誰有床位。

疫情最嚴重的時期，五月底至六月上旬，每天大概有二至五個病人需要插管轉入加護病房，但加護病房時時刻刻都是滿床的狀態，誰該出、誰該進？負責調度床位的內科加護病房主任蘇文麟，每天都在天人交戰。

有一次樓上專責病房有兩名中年病人病情惡化極不樂觀，必須趕快送加護病房急救，蘇文麟盤點評估當時加護病房所有病人的情況，硬著頭皮去跟兩名剛拔管的病人家屬提出不情之請，因為依據照護流程，病人拔管後會在加護病房持續觀察一兩天才轉專責病房，而且這兩名病人一個高齡九十，另一個也八十歲了。

家屬雖然擔心長輩，最後仍同意讓出床位，而蘇文麟做這樣的決定，心理壓力也非常大，幸好這兩名讓出床位的長者跟轉進加護病房的兩名病危患者，最後都康復出院。

從五月到八月底，臺北慈院總共收治九百一十個病人，為全國之冠。數字的背後是難以言喻的艱辛，那段時間蘇文麟精神高度緊繃，擔心病人的情況，也擔心同仁染疫，每天叮嚀大家做好防疫，發願「團隊同進同出，不能倒下一個人；如果要有人倒下，那就我先倒下」。

待疫情稍緩，可以喘口氣時，蘇文麟不禁慶幸新冠病毒沒有ＳＡＲＳ那麼可怕，「本土疫情剛爆發時，像災難片上演，原以為會有ＳＡＲＳ等級的災難，把整家醫院拖垮甚至封院，幸好這次不是那樣。」

「第一線醫護人員冒著染疫的風險照顧病人，可說是以生命搶救生命。」院長趙有誠說。面對病人在隔離病房的各種突發狀況，醫護人員費盡心力，以愛的醫療照護並撫慰病人的身心。

愛的醫療撫慰病人身心

確診病人來自四面八方，除了新冠肺炎，不少病人還有其他狀況，比如患有精神疾病、失智、失能、需洗腎、有毒癮、來自街頭（街友）、懷孕待產……所有確診病人都單獨住在隔離病房內，家人無法陪病，除了醫療照護，醫護人員還必須擔起生活照顧之責。

失能臥床的病人需護理師定時灌食或拿著湯匙一匙匙餵食、定時翻身避免褥瘡、大小便換尿布並以溫水清洗屁股；對能下床但行動不便的病人，護理師要扶著他們上廁所、協助洗頭洗澡。

對精神狀況特殊的病人，照護團隊絞盡腦汁想出有效對策安撫，比如患有恐慌症的失智阿嬤二十四小時需要有人陪，醫護團隊以氣球及隔離衣為材料，做出充氣人偶陪伴；不肯睡在床上的阿嬤，醫護人員找來充氣式兒童戲水床放在地上，讓阿嬤安心「上」床休息。

那時很多家庭全家確診但分送不同醫院，臺北慈院同仁還要幫病人協尋家人，讓雙方透過視訊確認彼此都安然無恙。有一次，一名失智阿嬤入院後一直嚷著要找兒子，但因失智無法提供任何有用的資訊，不知從何著手之際，臺北慈院收到警方正在幫一名周先生找媽媽的訊息，兩邊比對，正是母子倆，完成尋人任務。

對於特殊族群如洗腎病人，臺北慈院的洗腎室特別開「大夜班」為確診病人洗腎到半夜。本身是腎臟科醫師的洪思群說，原本洗腎室分早、中、晚三班作業，「但這三班有很多非確診的門診病人，不能混在一起。所以我們在白天門診都結束後，開一個特殊通道讓確診的洗腎病人進專設的區域洗腎，完全不接觸其他病人。」後來腎臟科進一步在專責病房跟加護病房安裝洗腎水路，護理師推著機器，一間一間幫病人洗腎。

在內科加護病房擴增床位前，專責病房有病人因病程進展快速，輕症轉重症需插管，但轉不進加護病房，只能繼續留在專責病房照護。這超出普通病房護理師的工作範疇，她們壓力很大，但大哭之後，擦乾眼淚繼續照顧病人。還有資歷才一年多的年輕護理師，以最大的勇氣獨自在隔離病房陪伴一名彌留的老阿嬤一個多小時，直到阿嬤過世，因為她不捨得阿嬤孤孤單單走完人生路。

「同仁的表現超乎預期。」對醫護團隊，趙有誠感謝、感佩，引以為榮。大家的表現，就如同副院長徐榮源所言：「在苦難之中，以『愛』做為出發點，就會呈現出跟別人完全不一樣的力量。」

為確診孕婦剖腹產，新生命帶來新希望

在確診重症病人與生死拔河之際，病情危急的確診孕婦以剖腹產順利誕下新生命，是疫情期間令人振奮的好消息。

五月至八月，臺北慈院共為五名確診孕婦及一名居家隔離孕婦接生，其中前兩名孕婦是在插管情況下緊急剖腹生產。

為確診病人開刀是大挑戰，臺北慈院考量疫情之中確診病人如果有開刀的需求如何應對，在二〇二一年三月建置好「正壓手術室」。工務室主任楊明崇以「回」字解釋何謂「正壓手術室」，「回」中間的口是手術室，以正壓模式排氣，手術室四周圍繞一圈負壓環境的廊道，當被汙染的氣體從手術室排出到廊道，馬上被排風器攔截吸走，不汙染其他區域。

副院長黃思誠是國內知名婦產科權威，帶領婦產科團隊順利完成兩名產婦的緊急剖腹產手術。他翻出資料回想當時情況，第一位剖腹產的陳小姐是二〇二一年五月二十四日由其他醫院轉送到臺北慈院，懷孕三十二週治療新冠在用藥上有諸多考量，更不妙的是，當天夜裡病情惡化，肺部X光一半以上是白的，供應百分之百的純氧仍無法緩解陳小姐急促的喘息。

半夜兩點黃思誠趕到醫院，與感染科邱勝康醫師及婦產科團隊討論如何做出對陳小姐與胎兒最好的醫療處置，會中的共識是提早生產，減輕陳小姐心肺負擔，才能有效治療她的新冠肺炎。

那時臺灣對於如何為確診孕婦接生沒有資料可以參考，倒是國外因前一年經歷疫情浩劫，有不少處置經驗可參考。邱勝康上網找資料，找到台灣婦產科醫學會相關治療指引，懷孕滿三十二週的染疫孕婦如果病情嚴重可考慮提早生產，減少媽媽心肺負擔，這跟臺北慈院醫療團隊的共識不謀而合。

天亮後，五月二十五日，楊緒棣副院長也加入，大家兩度與陳小姐的先生及家人召開視訊會議，說明治療計畫，預定五月二十七日剖腹產，也詳細回答大家的種種疑問。

醫療團隊以兩天時間做好各項準備及沙盤推演，尤其染疫病人由加護病房送開刀房的動線。五月二十七日一早，團隊在正壓手術室完成陳小姐的剖腹產，母女均安。經採檢，小女嬰並沒有被媽媽垂直感染新冠肺炎，陳小姐也因醫療團隊終於可以放手用藥，病情好轉。

由於生產後陳小姐與寶寶分別在不同的加護病房，兒科護理團隊透過視訊，讓生產時因麻醉未能見到女兒的陳小姐與女兒見面。陳小姐比女兒早出院，知道媽媽心繫寶貝，護理團隊在寶寶出院前，每天記錄寶寶的成長狀況給陳小姐，有文字、照片、影片，讓陳小姐及先生大大安心。

第二位使用正壓手術室的鄭小姐，病情比陳小姐嚴重，懷孕三十四週時住進臺北慈院，生產前鄭小姐深怕自己撐不過手術，跟醫療團隊說：「如果只能救一個，救寶寶，不要救我。」

「我們不會容許這種情況發生。」趙有誠說，術前醫療團隊不斷推演手術中各種情況的因應策略，力求剖腹產手術母子均安。

「第一例剖腹產之後，醫療團隊就開會討論如何再優化整個流程，為的就是不發生遺憾。」黃思誠說，比如醫師穿著全套防護裝備為產婦開刀，呼吸時面罩會起霧影響視線，「我們馬上改進。」臺北慈院改用動力濾淨式呼吸防護具（Powered Air-Purifying Respirator, PAPR），這種防護具會持續將過濾後的空氣送入面罩內，形成正壓環境，空氣流動可以減少水氣在面罩內部累積，降低起霧機率，讓醫師可以看得清楚，為第二個孕婦剖腹產時就派上用場。

院長一直「包工程」

臺北慈院除了以最大容量收治確診病人，也承擔加強版集中檢疫所，以及在社區為民眾施打新冠疫苗的任務，被同仁調侃「院長一直包工程回來做」。

加強版集中檢疫所是二〇二一年五月下旬「疫情指揮中心」的新政策，在醫療量能不足的情況下，徵用飯店旅館做為「加強版集中檢疫所」，也稱「加強版防疫專責旅館」，用來安置輕症病人。每間加強版防疫旅館由一家醫院承接，臺北慈院負責位於新店的白金花園酒店，五月二十六日確定這項任務後，五月三十一日就開始運作，短短幾天之內，飯店搖身一變，成為一家小型醫療機構，防疫規格比照醫院。

既是醫療機構，就需二十四小時都有醫護人員待命，由於內科人力都在醫院照顧病人，白金這邊的醫療由大外科支援。沒有在醫院專責病房照護確診病人的護理師也踴躍報名，排班人力充足。同時建有完善的後送流程，一旦飯店內的輕症病人病情有惡化跡象，馬上送回臺北慈院。

五月三十一日白金防疫旅館啟用，開始收病人，六月三日即「客滿」達到最大收容量兩百五十人，至七月二十二日送走最後一個住民功成身退，五十三天之內共收治五百九十四個住民，其中有一百四十四個住民送回臺北慈院治療，在抗疫行動中發揮很大的功能。

副院長鄭敬楓擔任白金副指揮官，他長駐白金，對那段日子有滿滿回憶。「房間沒有監視器可看，只能靠定時打電話及人力查房，確保住民安好，或沒有人逃跑，壓力很大。」他規定每次進房間都要三人同行，一名護理師、一名警察、一名備援，以防若住民出現暴力行為，有足夠的人力壓制。

「我們等於『三合一』，是醫護人員、旅館人員、警力的混合團隊。」但還是發生過憾事，一個阿嬤心臟病突發陷入昏迷，六歲孫女叫不醒阿嬤急得大哭，緊急將阿嬤送醫但未能救回，至今鄭敬楓提到此事仍難過不已。

幸而也有溫馨的故事，比如得知醫院要承接加強版防疫旅館的任務時，原本很擔心附近居民群起抗議，結果有住戶在住家窗戶上張貼海報為醫護加油打氣，還曾送補給品及飲料到飯店慰勞大家，人情之美撫慰了疲憊的大家；還有確診媽媽匆忙帶小寶寶入住，好多東西來不及準備，團隊趕緊為寶寶張羅奶瓶、消毒鍋、小碗小湯匙、防止寶寶從床上掉下去的床欄等等，期間還幫好幾個小朋友慶生，甚至為一個過週歲生日的小妹妹辦「抓週」，讓家長又驚喜又感動。

白金還創下一個紀錄——當時全臺唯一全素食的防疫旅館。臺北慈院主任祕書喬麗華感恩白金董事長願意全力配合，以最快速度清空飯店廚房大冰箱，將葷食食材全部移出飯店，並清洗冰箱準備採買素食食材。主廚更是每天跟臺北慈院營養師討論菜單。

很多確診民眾住進白金後，難以接受只能素食，每天都有人吵著吃肉。剛好鄭敬楓在國外醫學期刊看到一篇新發表的研究，指吃素可減少七三％染疫發生重症的比例，他把學術研究整理為簡單易懂的單張內容，隨著便當送進住民房內，讓大家知道吃素的好處，抱怨的聲音就消失了。

除了照顧已經染疫的民眾，如何保護未染疫民眾也是重要工作，新冠疫情剛從中國蔓延至全球各國時，尚無疫苗可打，國際疫苗大廠很快研發出新冠疫苗，臺灣於二〇二一年三月開始施打疫苗，首批接種對象為醫事及防疫相關人員等高風險族群，之後疫苗接種對象逐步擴大，政府宣布那年六月十五日起為八十五歲以上長者接種，由各縣市政府衛生局負責。

「新北市政府規劃在社區廣設疫苗接種據點，證嚴上人表示可提供新北市五處靜思堂做為施打據點，我們就跟衛生局說，臺北慈院可協助新店、雙和、三重、板橋、蘆洲的疫苗接種工作。」趙有誠說，當時主要考量如何讓八十五歲以上長者能夠安全又方便地接種疫苗，靜思堂空間大，慈濟也能投入足夠的志工人力做安全維護。打疫苗採「宇美町式打法」，老人家坐在椅子上不動，醫師及護理師一張張椅子打過去，避免長者排隊久站導致身體出狀況。

五個疫苗接種據點的人力需求相當大，還好當時醫院常規醫療服務降載，「還是擠得出人力。」趙有誠笑說，他知道一再「包工程」加重了同仁負擔，但面對世紀大疫，醫療單位責任最重，把社區顧好其實也是在減輕醫院的負擔，「感謝同仁願意承擔。」除了醫護人員，醫院各行政部門也投入支援，負責以電腦登錄民眾個人資料，以及查核民眾接種疫苗紀錄。

當時雙北多家醫院投入社區疫苗接種工作，臺北慈院負責的據點有一個特別之處，就是打完疫苗給一包止痛退燒藥，如果民眾打完疫苗出現肌肉痠痛或發燒等不適，馬上有藥可吃，不必跑醫院。

「院長特別交代，每個來打疫苗的人都要給四顆止痛退燒藥，不收錢的。」藥學部主任吳大圩說，打疫苗者眾，需求大，藥學部每天拚命以自動包藥機包藥。健保給付的止痛退燒藥一顆幾毛錢而已，很便宜，包藥成本反而高。吳大圩曾跟趙有誠報告藥袋成本高於藥價，「但院長說『還是送』。」那時五個靜思堂每天都有藥師駐點，除了管理疫苗，也是發藥窗口，藥袋上印有服用說明，不過藥師在發藥時仍會衛教民眾在什麼情況下用藥。

從二〇二一年六月至二〇二二年五月，「總共發出去一百三十二萬六千八百二十四顆，疊起來的高度相當於四十四座臺北一〇一大樓。」吳大圩說。

而臺北慈院同仁不只協助打疫苗，也為買疫苗奉獻一份心力。二〇二一年六月下旬，慈濟基金會代表證嚴上人宣布，將購買五百萬劑德國BNT疫苗供臺灣民眾施打，尤其是兒童族群，臺北慈院的同仁以防疫獎金及薪資慷慨解囊，共募得七千多萬元。第一批九十三萬劑疫苗在當年九月二日送達臺灣，開始供民眾接種。

創「院內零感染」紀錄

二〇二一年這一年，隨著本土疫情由點而線而面，全臺淪陷，陸續有三十多家醫院爆發院內感染。而臺北慈院收治確診病人數全國第一，醫護人員在院內及加強版集中檢疫所直接面對病毒威脅，在社區協助打疫苗也有未知的感染風險，但臺北慈院卻創下「疫情最嚴峻但院內零感染」的傲人紀錄。

臺北慈院感染管制中心副主任、小兒感染科醫師吳秉昇說，感染管制都有具體的SOP（標準作業流程），「重點是大家願不願意配合落實。以醫護同仁來說，防護裝備穿脫都有SOP，只要做好每個步驟，就算直接面對確診病人，也不會被感染。」

這一年，臺北慈院感染管制做得好，全院同仁全力配合SOP做到位，與前一年一名病人入院十三天才查出確診、全院提心吊膽十四天的經歷有關。

當時臺北慈院從急診收治一名發燒及肺部發炎的八十多歲老爺爺住院，但治療多天未見起色，直到住院十三天，才確認老爺爺感染新冠肺炎，期間老爺爺的足跡從急診、一般病房到加護病房，除了抽痰、插管，還做過X光、支氣管鏡及脊椎穿刺等多項檢查，統計接觸過一百三十八人，其中有三十八位醫師、六十二位護理師、四位專科護理師、九位呼吸治療師、十位放射師，還有十五個其他職類的同仁，統統召回醫院，依暴露風險高低，或一人一室隔離十四天，或自主健康管理十四天。所幸有驚無險，最後採檢結果無人遭感染。

這件事給全院同仁很大的警惕，當二〇二一年疫情席捲而來，每個人都戰戰兢兢，牢記前車之鑑。急診民眾必須先在戶外篩檢站採檢，確認陰性才能進入醫院看病；門診醫師提高警覺，發現有疑似個案立即安排採檢；醫護也嚴格遵守防護裝備穿脫程序，並隨時用酒精洗手。負責專責病房照顧確診病人的醫護人員，離開病房前也會把病房可能沾到病毒的地方如門把、扶手、桌椅等都用酒精擦過。

感染管制中心組長詹明錦之前任職三軍總醫院，二〇二一年一月來臺北慈院服務，幾個月後疫情大爆發，他與感染管制團隊同仁規劃全院如何分艙分流、確診個案出入醫院動線、同仁防疫SOP等等，讓臺北慈院感染管制更周全、嚴謹。

他感謝同仁的配合，也認為臺北慈院的行動力為感染管制作業大加分，「臺北慈院的過去我沒有參與，但加入這個團隊後，發現慈濟的行動力一點也不比軍方慢，甚至非常快速。」比如戶外篩檢站的設立，「前一天晚上才去勘查場地、規劃篩檢動線，隔天篩檢站就搭建完成了，這樣的效率非常令人佩服。」

對這個傲人的「零感染」紀錄，趙有誠說：「我們不逞匹夫之勇，而是建立同仁『平日即戰時』的觀念，平常就要做好準備。」

疫情再起，兒科成「重災區」

二〇二一年入秋後，疫情終於緩和下來，但二〇二二年四月初夏，新一波疫情來襲，鄭敬楓是兒科醫師，疫情爆發後一直留意兒童族群受影響的情況，「這次面對的病毒是變異株 Omicron，對人體攻擊性沒那麼強，可是傳播性很強，主要染疫族群是小朋友，從發燒開始，有的小朋友燒到四十度，媽媽以為家裡的溫度計壞了，怎麼會那麼高溫！」

「當時有小朋友確診後出現腦炎症狀，家長都很緊張，我們趕快動起來，新北市醫院跨院合作。」鄭敬楓與同為兒科醫師的土城醫院院長黃璟隆協助新北市衛生局擬定《新北市新冠病毒責任醫院兒科醫師給家長的居家照護指引》，提供給新北市所有的家長，提醒他們，當孩子出現什麼症狀時應盡速送醫。

臺北慈院兒科部全面動員投入急診、門診及住院病童的照護。晚上是小孩就醫高峰，「因應現實需求，我們特別為十二歲以下小朋友開設『黃昏兒童疫病門診』，專屬兒童的綠色通道。」鄭敬楓描述當時的作業情況，醫師們穿好防護裝備，採檢、看診、開藥、拿藥，都在疫病門診一氣呵成。

當時政府開放視訊門診，規定視訊門診要拍照截圖，畫面主要是小朋友拿健保卡入鏡，醫師則要出現在角落，「小小孩不太能配合，常常截圖就花好久時間。」鄭敬楓搖頭失笑說，設立 LINE 群組給家長提問，「問最多的是退燒藥怎麼吃，後續溝通也是一大挑戰。」

因應兒童是這一波疫情主要感染族群，指揮中心公告三個月以下嬰兒只要發燒就收住院，三個月大到一歲發燒三十九度以上也得住院，一歲以上則由醫師評估是否需要住院，「所以我們也開設兒童專責病房，由吳秉昇負責，小病人幾乎都由媽媽陪著住院。」病房充滿小朋友吱吱喳喳的說話聲，熱鬧極了，多數小朋友第二天就退燒，第三、四天症狀緩解，就出院回家了。

隨著小病人人數增多，臺北慈院兒科團隊陸續發現數例小朋友確診後併發橫紋肌溶解症，吳秉昇與兒科另一位醫師王緒斌，以及鄭敬楓、余俊賢，共同發表相關論文，頗受醫界矚目。

Omicron 帶來的這波疫情從四月開始，直到九月才緩和，這半年對臺北慈院兒科部是充滿挑戰的半年，共照護三千多個新冠確診兒童。

兒科部主任余俊賢指出，二〇二一年臺北慈院收治確診病人乃全國之冠，其中由兒科部負責的小病人，人數也是全臺灣最多。「那一年全臺灣兒童及青少年確診人數大約一千個，臺北慈院包括在醫院住院及加強版集中檢疫所，我們一共收治一百零四個小朋友，最小的才一個多月大。」沒料到二〇二二年兒科照護的染疫小病人是前一年的三十倍，還好多屬輕症，沒有一個孩子死亡。

參與對抗百年大疫，艱辛但沒有遺憾

隨著新冠病毒不斷變異，傳播力高但毒性愈來愈弱，二〇二三年五月一日，疾病管制署宣布 COVID-19 降為第四類傳染病，運作一一九二天的中央流行疫情指揮中心同步解編，臺灣進入後疫情時代，人們生活恢復正常，也習於與病毒共存，對於確診不再驚慌。但對參與戰「疫」的醫護人員來說，當時驚心動魄、驚濤駭浪，不能忘、不可忘，也無法忘。

蘇文麟曾在深夜憶起離世的病人而落淚。當時在防疫考量下，指揮中心規定遺體必須在二十四小時內火化，家屬不但不能在病房陪伴送終，沒有說再見的機會，連告別式都無法辦理，成為他們一輩子的傷痛。疫情緩和後，他駕車一一去探訪在加護病房離世病人的家屬，為他們說明家人離世前、在人生最後階段的情況，與家屬共同追思逝者，撫慰家屬當時不能陪伴送終的遺憾。

「這場百年大疫我從頭到尾參與其中很深，以身為一個醫師來講，很有意義，非常值得，讓人沒有遺憾，甚至可說死而無憾。」這是余俊賢的心聲，也是臺北慈院所有參與戰「疫」同仁的心聲。

第十五章

十年磨一劍，升格醫學中心

常有人問我是怎麼讓臺北慈院成為醫學中心，這不是一二三四五能說完的事，而是許多只能意會、無法言傳的努力與過程所造就。我們為這個目標努力很久，但完成了高興一天就好，更重要的是成為醫學中心後，如何好還要更好。

——院長趙有誠

二〇二四年三月一日，臺北慈濟醫院升格醫學中心，完成啟業以來一個巨大的挑戰。不同於八仙塵爆及新冠疫情臺北慈院是被動迎戰，挑戰醫學中心評鑑則是主動出擊，為的是持續進步，提供民眾更好的「愛的醫療」。

事不做才困難，路不走才遙遠

當年慈濟基金會規劃興建臺北慈院，即以日後成為醫學中心的規模與品質來規劃，二〇〇八年院長趙有誠到職時，臺北慈院為區域醫院，他帶領同仁分別在二〇一三年、二〇一六年及二〇二三年挑戰醫學中心評鑑，以十年時間達成目標，可謂十年磨一劍。

「我們第一次參加醫學中心評鑑很匆促。」趙有誠回想，二〇一二年十月，臺北慈院高分通過區域醫院評鑑後，他回花蓮靜思精舍，證嚴上人問到臺北慈院有沒有機會參加醫學中心評鑑，他跟上人報告，醫學中心有評定家數的限制，若衛生福利部沒有開放，臺北慈院就難以申請醫學中心評鑑。

沒想到幾個月後政策改變，趙有誠清楚記得，二〇一三年四月十日晚間得知，只要醫院符合三個條件：通過「重度級急救責任醫院」評定、癌症診療品質認證A級、通過人體試驗審查委員會審查，就不受家數限制。

臺北慈院有「參賽」機會了，只是，評鑑七月十八日就登場，「只有三個月時間，我們來得及準備嗎？」

隔天，四月十一日，趙有誠回花蓮靜思精舍，證嚴上人輕輕一句「今年醫學中心評鑑可以試試看」，打破趙有誠的猶豫，「師父開口了，做為弟子，只能全力以赴往前衝。」隔天他立即與全院主管開會討論「備戰」事宜。

幾乎所有主管聽到趙有誠宣布臺北慈院要拚醫學中心評鑑的那一刻，都有被雷打到的感覺。「我們都傻了，我們可以嗎？不可能吧？」這是護理部主任吳秋鳳當時所想；「我們都嚇一大跳，才剛評完區域醫院，不休息一下嗎？」內科部主任洪思群說。但院長意志堅定，大家一陣驚愕之餘，隨即面對現實，秉持證嚴上人靜思語「事不做才困難，路不走才遙遠」的精神，投入醫學中心評鑑準備作業。

「這麼短時間要準備醫學中心評鑑，心裡真的很忐忑。」吳秋鳳說，評鑑需要全院總動員，那時企劃室主任游麗穎趁著區域醫院評鑑結束出國進修，「一通電話她就從英國回來，等醫學中心評鑑結束，才又出國繼續遊學。大家都很愛這個醫院，才能做到這個地步。」

臺北慈院同仁在有限的時間內全力衝刺，第一次醫學中心評鑑以些微分數之差未竟全功，但透過這次操兵，大家都有學習跟成長，也養成在平日工作中就累積評鑑的能量，因為，評鑑的資料不是臨時抱佛腳就可以做出來的。

準備評鑑有多麻煩？

「準備評鑑是一件非常痛苦的事，至少要花兩年時間準備，因為評鑑項目多如牛毛，每條條文都要做出相對應的兩頁自評資料。」教學部主任吳燿光從啟業就到臺北慈院服務，大大小小評鑑「無役不與」，深知準備評鑑要投入多少時間及心力。

醫學中心評鑑主要分「經營管理篇」及「醫療照護篇」，前者評估醫院的治理架構、策略規劃、財務管理、人力資源、資訊管理等方面；後者檢視醫療品質、病人安全、護理服務、感染控制、藥事管理等臨床服務相關項目，兩篇合計有一百九十五條條文；臺北慈院是教學醫院，因此同時得接受醫學中心等級的教學醫院評鑑，共一百八十九條條文，總計三百八十四條條文，準備工程龐大。

「院長認為醫學中心不是一個『名』而已，『名』跟『實』要相符。」吳燿光簡述「備戰」流程：最開始每個單位先提概況報告，提出依條文規定目前有哪些不足之處，之後定期報告，針對做得還不夠理想的地方提出具體改進之道，負責的同仁要「寫你所做，做你所說」。評鑑時，委員分管理組、醫護組、教學組，實地看現場、問同仁，驗證簡報內容是否落實，「所以我們準備評鑑資料真的是一條一條來，院長會追進度，一條一條看。」

然而，醫學中心有家數限制，「要拉下一家才可能上去，太困難，一開始多數同仁都覺得這是不可能的任務。」吳燿光說，大家雖然努力把事情做好，但不敢抱太大希望。

二〇一六年臺北慈院二度挑戰醫學中心評鑑，所有評鑑項目都達標，還參加了五大任務的第二階段，五大任務為：一、提供重難症醫療服務，並具持續性品質改善成效；二、發展卓越特色醫療服務，提升區域醫療水準；三、落實全人照護教育；四、創新研發提升醫療品質，帶動醫療健康科技發展；五、積極配合國家衛生醫療政策，並參與國際衛生活動。

但如同多數同仁所想，在體制下要取代既有醫學中心不容易，評鑑結果給予臺北慈院「準醫學中心」的名號，意思是臺北慈院已達醫學中心的水平。

「準醫學中心」，距醫學中心一步之遙，但這一步要走多久呢？沒有人心中有答案。大家失望有之、遺憾有之，但同時也有了奮戰不懈的企圖心，摩拳擦掌準備下一次、二〇二〇年登場的醫學中心評鑑，但因為新冠疫情來襲，延至二〇二三年才辦理。臺北慈院三度挑戰醫學中心評鑑，終於告捷，獲知結果的那一天，全院歡聲雷動。

「我們的成就是實實在在拚出來的」

「非常令人振奮跟開心，這是對我們每一個人能力的肯定。」內科加護病房主任蘇文麟原本認為疫情期間臺北慈院全力投入抗疫，準備評鑑的時間不夠充分，他有著第三次參加醫學中心評鑑仍會失利的心理準備，「我們就像考生──明年就要聯考了，你竟然花大把時間去做志工服務、幫助別人，最後只能硬著頭皮上考場。」

雖然疫情緩和後，大家立即準備評鑑資料，「但時間很緊，以我自己的單位來說，有沒有準備好，我並沒有把握。」然而臺北慈院脫穎而出，讓蘇文麟了解到，原來這個大環境中是有真理的：「醫院存在的價值，是在人類有災難時願意去承擔，這樣才有資格當醫學中心。」

回想接受評鑑那天，委員問的都是加護病房品質指標相關問題，並沒有在疫情上多著墨，蘇文麟當時以為疫情不會加分，「但他們不問，不代表他們不知道。」他猜想臺北慈院在國家有難時挺身而出的作為，應該有加分作用。

大型醫學中心醫師多，平日醫師們未必會深入了解評鑑內涵，有人評鑑前臨時被交付任務，還得惡補。

「我們這裡不一樣，所有的醫師、護理師，參與度都很高，評鑑過程中，大家都踴躍舉手，爭取上場補充說明，你沒講到的，我馬上來補。」滕安娜回想評鑑那三天大家的表現，仍感熱血沸騰。「我們不像百年老店的醫學中心資源充沛，也沒有金主（財團），我們完全靠自己的努力，一步一腳印，我們的成就是實實在在拚出來的。」

「生生世世都想在這裡工作」

每次醫院評鑑，除了負責業務的同仁要在場「備詢」，回答委員提問，還有抽問環節，好像隨堂小考。各部門都會事先沙盤推演，讓被抽中的同仁順利應對委員提問。這次評鑑由於委員認為資深同仁熟知如何應對，指定抽問到職五年以內的同仁。

其中公共傳播室一名到職未滿四年的同仁「中獎」，公共傳播室主任潘韋翰隔天清晨六點便與這名同仁約在辦公室來一場模擬考，演練委員可能會問的問題，以及回答的內容。

時間到了，看同仁一臉緊張走進會場，出來時滿臉笑容。潘韋翰疑惑委員問了什麼？同仁說，委員態度和善，詢問他在醫院工作的感受、對醫院的看法，以及是否願意在此長期工作，他回答：「我生生世世都想在這裡工作。」委員在總評時特別提到這件事，對於有員工願意終身奉獻感到驚訝。

「委員並不知這名同仁已完成慈濟委員的培訓受證，是慈濟人了。」潘韋翰說，但同仁願意培訓，表示他高度認同這個環境。

讓病人安心的醫療品質

回溯備戰過程，全院從上到下，每個人都在自己的崗位上各司其職，身為一院之長，趙有誠站在高點俯瞰臺北慈院，檢視好與不足之處。

「我們的醫療很有特色。」趙有誠細數，外科方面，骨科的大角度脊椎側彎手術、超音波導引足踝微創手術，胸腔外科的改良式納氏微創漏斗胸矯正手術（第十一章），在臺灣都居領導地位。

內科方面，兒童泌尿照護非常傑出，副院長楊緒棣帶領團隊完成全球首見的兒童泌尿資料庫「慈濟常模」，成為世界標準，世界兒童尿失禁協會（ICSS）將慈院餘尿常模及適宜膀胱容量訂為新世界標準值；楊緒棣並與世界專家合著尿床治療指引、亞洲兒童泌尿道感染治療指引，也兩次參與撰寫臺灣版的尿床治療指引。

胸腔科陣容堅強，胸腔內科主任藍冑進二〇一九年及二〇二二年兩度擔任《台灣肺復原治療實務指引》修訂作業編輯小組召集人，他主導的胸腔復原治療已做出口碑，包括臺大醫院、成大醫院、高醫附醫、基隆長庚等多家醫院的醫師，都曾來臺北慈院參訪心肺復原中心，交流學習。

睡眠吸呼中止症的治療頗具特色，睡眠中心主任楊美貞醫師與耳鼻喉科、口腔外科跨科合作，依病人病症、生理結構，訂定專屬治療計畫，建立睡眠研究平臺及臺北慈院睡眠中心病人資料庫，累積更多治療經驗，提供更有效的治療。

在肺癌治療上，胸腔外科擅長手術的謝旻孝及胸腔內科肺癌專家黃俊耀聯手合作，讓肺癌病人術後銜接肺復原，是臨床另一個亮點。

腎臟科團隊也很優秀，在主任洪思群帶領下，有關貧血、慢性腎臟病藥物治療、營養和腸道菌的研究上也有許多重要突破，同仁的論文不但獲得刊登在最重要國際腎臟醫學期刊的榮耀，也屢次在台灣腎臟醫學會獲得學術論文獎的肯定，學界引用高達數百次，還被寫入慢性腎臟病治療的指引。

胃腸肝膽科在主任陳建華領導下，近年來每年與台灣介入性膽胰內視鏡醫學會聯合舉辦「介入性膽胰內視鏡工作坊」，邀請日本、韓國、新加坡、印度、泰國等國外醫師來臺，交流以內視鏡治療肝膽胰相關疾病的新進展，提供病人更好的治療。

此外，除了周邊血管中心的「來者不鋸」（第九章），「膝關節健康促進中心」的「來者不換」也是臺北慈院特色醫療之一。趙有誠指出，膝關節健康促進中心成立於二〇一四年，由骨科醫師洪碩穗兼任中心主任，目的在為飽受膝關節疼痛的病人保住膝關節，免於承受更換人工關節之苦，由於不輕易為病人換人工關節，有「保膝中心」之稱。當初醫療團隊特別到大林慈院向全臺知名的關節專家呂紹睿醫師學習。十一年來，醫治好許多飽受膝關節疼痛的病人。

提升軟實力，打造智能檢驗室

對醫院軟硬實力不足之處，趙有誠延攬學有專精者拉高戰力，如請原三軍總醫院護理部副主任廖如文到臺北慈院協助提升護理人員教育訓練；請原臺北榮總病理檢驗部科主任林植培到臺北慈院規劃設置智能檢驗系統。

廖如文在二〇一四年加入臺北慈院團隊，護理人員中，當時大學畢業者約占四五％，「這些年輕護理人員大多二十歲左右開始工作，養成教育各有不同，這並不代表她們照顧病人的能力不足，但視野和目標可能只專注在病人照護。」廖如文認為，評鑑醫學中心，人員的素質與能力很重要。

護理人員的能力進階包括N1（基礎）、N2（案例分析）和N3（個案報告），N3需提交個案報告並通過學會審核，代表護理師具備獨立照顧病人的能力，未來並可培養為護理主管。

經過推動臺北慈院與國立臺北護理健康大學、長庚科技大學及德育護理健康學院等學校合作，推薦護理人員進修，至今臺北慈院護理人員大學畢業比例已提高到近七四．一八%。

林植培是臺灣第一代臨床病理專科醫師，二〇一九年到臺北慈院服務後，帶領檢驗科打造「智能化檢驗室」，建置「全自動軌道智慧檢驗系統」。病人的血液都透過全自動軌道直接送進檢驗科的「大型生化免疫軌道分析儀」，進行全自動檢驗分析。檢體從開始輸送到產出檢驗數據，全程均不經過人手操作，快速便捷，也減少人為錯誤的機會。

以病人為中心的資訊系統

資訊系統在二〇二三年的醫學中心評鑑大放異彩，非常吸引評鑑委員的目光。

副院長楊緒棣率資訊團隊從二〇一七年投入新系統 HIS-5 開發工作，二〇二〇年一月上線，初期仍因系統不穩定而出現各式各樣的問題，在資訊團隊努力下，到二〇二三年醫學中心評鑑時，已從「毛胚屋」進化成為「資訊豪宅」。

「在複雜的醫療流程中不斷尋找資訊可介入的機會點，藉由資訊的介入與把關，來完善病人就醫安全與醫護執業環境安全。」資訊室主任黃少甫表示，當初開發 HIS-5 時，請各單位推派代表，從使用者角度提出需求，包括針對臨床需求建置的病歷資訊系統，能呈現病人完整治療過程；臨床決策支持系統協助醫師在診療過程中做出更精確的判斷，提升醫療品質；智慧藥品管理系統如智慧藥櫃、急救盤管理系統與用藥整合查詢系統等，確保病人用藥安全。

楊緒棣指出，建置 HIS-5 最成功的地方在於詳細了解使用者需求並整合大家意見，臨床的情境很多種，醫院內部不同科別對系統的需求就會不同，整合需求是很大的挑戰。

「我們訓練了一群醫師、藥師、護理師，不但能把需求說清楚，還能畫出清楚的流程圖，供資訊人員依圖開發程式。」比如年齡大於或小於六十歲，接下來的路徑不同；藥師設計腎功能稽核流程，多達九十個步驟、五十個分叉點，「非常細緻，力求做到保護病人用藥安全。」

「整個資訊系統設計都以病人為中心。」楊緒棣說，比如急診流程，病人到了急診先掛號還是先檢傷？很多人問有差別嗎？「有，差別很大。」臺灣某些醫院採先掛號後檢傷，因為這樣可以確保財務正確，病人每一筆帳目，醫院都很清楚；「但無名氏的病人怎麼辦？無名氏通常是嚴重的病人，比如路倒、喝醉酒、意識不清，送醫時他連話都沒辦法開口講，怎麼掛號？」

「我們救人優先，不會先考慮財務作業的方便性。」楊緒棣說，所以慈濟醫院跟很多醫院做法不同，「我們是先檢傷再掛號，醫師就依專業救人，錢的問題再用其他方法解決，也許最後得花很多力氣達成財務正確，但無論如何，救人最重要。」

「這樣的思維在評鑑時加分很大。」楊緒棣還舉評鑑過程中某些場景為例，有評鑑委員問開刀前是否讓病人停用抗凝血劑？有做西藥跟中藥的交互作用嗎？「我們系統全都有。」而且藥師、中醫師、護理師都出來說明；委員到病房看病歷寫得很好，病人過去的病史、家族史、藥物過敏的資訊等，每一項都有，有委員不相信每一本都這樣寫，再看一本，寫得一樣好！「在總結會議上，每一位委員上來都講：『你們資訊做得很好。』」

另外，藥學部引進自動調配藥櫃及智能藥櫃，在資訊系統協助下，大大提升用藥安全。藥學部主任吳大圩說，過去調劑檯的運作方式類似書架，藥師需要記住上千種藥品擺放位置。現在，當藥師要調配藥品時，智能藥櫃中對應藥品儲位的燈號會亮起並顯示所需數量，方便藥師取藥，大大縮短了訓練新進藥師的時間，也提高用藥安全。

愛的醫療才能打動人心

為期三天的醫學中心評鑑，由所有委員在第一天早上聽取趙有誠簡報拉開序幕，當天三十分鐘的簡報，趙有誠一秒不差準時結束，「有委員當場表示『非常感動』，我想是簡報內容中有關醫療的愛打動了他。」

趙有誠說，智慧醫療、精準醫療，每家醫學中心都在做、都可以說得頭頭是道，但愛的醫療是臺北慈院的特色，因此他的簡報內容有科技的元素、有醫療特色，但著墨更多的是慈濟人文與愛的付出，包括新冠疫情期間對病人的照護，以及對偏鄉失智者的照顧等等。

而十二位委員在結束評鑑任務後，給臺北慈院的評語是：「每一個部門都讓我們感受到，臺北慈濟醫院是有愛的醫院。」這正是趙有誠簡報所傳達的宗旨。

這份一百頁的簡報，出自企劃室高級專員陳主悅之手，她本是社工，二〇一五年調任企劃室，工作內容包括會議安排及為院長製作重要會議如董事會的簡報。為了盡快熟悉醫院運作，她努力參加每一場她可以參加的會議，全院會議、科主任會議、主治醫師會議、行政主管會議等等，「社工沒有接觸過醫院損益，但在企劃室要考量醫療科發展的損益，數字要納進來看。」她學資料整理、學成本分析。

「重要會議的簡報，院長會先告訴我報告重點，我會跟院長討論資料怎麼呈現比較好。」一次次的討論與磨合，陳主悅已經很能夠掌握趙有誠的思維及呈現風格。

「評鑑的院長簡報我不是評鑑那年才準備，而是兩、三年前就開始準備。」陳主悅會先構思，在一、兩百條評鑑條文中，以趙有誠的思維挑出醫院值得驕傲的亮點，再跟他確認，呈現方式有數據比較、有案例佐證，讓他鏗鏘有力地陳詞，而不是只堆砌華麗辭藻，「二〇二三年這次評鑑，從第一版到最後定案，不計中間的小調整，我總共做了十五版才定稿。」

陳主悅很開心自己在醫院升格醫學中心的評鑑中貢獻了一份心力。她的認真也是許多同仁共同的寫照，在評鑑結束那一刻，已經開始為下一次評鑑做準備。

廖如文笑說：「我們主任（吳秋鳳）常常很興奮跑來跟大家說：『這個做了，下次評鑑會是亮點。』我們都笑她『中毒』太深了，才評完就在想下次了！」而經歷三次醫學中心評鑑，吳秋鳳最大的感想是：「人家說你可以，你千萬不要說自己不可以。」過程並沒有一開始想的那麼難。

藥學部主任吳大圩表示：如果醫院不評醫學中心，維持區域醫院，其實非常容易，醫院也不用投資什麼，「但因為評醫學中心，要投資非常多的軟硬體，服務品質要能跟已經是醫學中心的醫院相提並論，反而促使醫院一直在進步。」

評醫學中心很累，而當醫院升級為醫學中心，為了維持這個高度的品質，它必須更好。

「透過評鑑，我們可以知道醫院哪裡做得不夠好。」這是趙有誠拚醫學中心最主要的目的，「讓同仁有目標，讓醫院更好。」

趙有誠這樣的想法，吳大圩完全理解，「這是促使醫院一直進步的力量。」

臺北慈院升格醫學中心後，常有人問趙有誠，是怎麼讓醫院成為醫學中心的，「這其實不是一二三四五就能說完的事，而是許多只能意會、無法言傳的努力與過程所造就。」比如同仁的向心力、醫院的凝聚力、全院一心的精神與態度，這是醫院氛圍與文化，必須醫院自己形塑。

臺北慈院為這個目標努力很久，但趙有誠提醒同仁：「高興一天就好，更重要的是成為醫學中心後，如何好還要更好。」

晉身醫學中心之後，是一個新的起點，臺北慈院不自滿、不自傲，在肯定中自省、在榮耀中謙遜，持續深化醫療品質與醫療人文、提升教學研究能力，步步踏實向前行。

— 第四部 —

莫忘那一年
那一人那一念

人生是不斷抉擇的過程，往往某一瞬間、某個時刻，由於某個人、某件事、某句話，會觸動一個人做出改變人生的決定，臺北慈院多位資深同仁因此來到這裡，無論當時是單純轉換工作環境，或想為困頓的心靈找出路，每個人都懷抱對新環境新生活的期待，來到這個與過去迥然不同的工作環境，成為用愛跑出第一棒的團隊成員。

「莫忘那一年那一人那一念」，大家不會忘記與臺北慈院相遇的因緣，原來，只要緣深，不怕緣來得遲，對的時間來到的地方，看到不一樣的世界、重新定義人生價值，人生不虛此行，也秉持「走在最前，做到最後」的精神，持續前行。

第十六章

只要緣深，不怕緣遲

我從三總退休時有六家醫院找我，最後我來這裡，可能就是佛家有句話叫做「如是因，如是果」，東拐西拐，拐到慈濟來了，表示我跟慈濟真的有緣。

——醫療部副主任夏毅然

慈濟獨有的慈濟人文，新來乍到的同仁並非人人可接受或適應，然而，當被觸動的那一刻來臨，剎那就成永恆。醫療部副主任夏毅然從「不接觸」到全心投入慈濟、教學部副主任鍾瑞瑛從抗拒到接受，都印證了證嚴上人一句靜思語：「只要緣深，不怕緣來得遲。」

心寬路就寬　心空了，什麼都可以裝進來

夏毅然是天主教徒，十四年前自三軍總醫院退休後，應院長趙有誠之邀來到臺北慈院服務。他知道臺北慈院是佛教醫院，也知道每家醫院都有自己的文化，行醫經驗豐富的他，認為把本職工作做好最重要，那時他並沒有想到，自己會在臺北慈院開啟截然不同的人生。

「剛來時，很多朋友問我會不會參加慈濟的活動，我都說：『不會吧。』」的確，夏毅然任職臺北慈院的前三年，並沒有參加醫院之外的慈濟活動，不過，院內會議或小型活動，都難以避免接觸慈濟人文，「他們唱慈

濟歌曲的時候，我就在心中唱我的天主教歌曲。」

幾個月後，因為一句靜思語，他開始有了改變。

臺北慈院內到處看得到靜思語，夏毅然走去牙科的路上，走廊上也貼著一句上人的開示：「心寬路就寬，心量大福報就大。」他每經過一次就唸一次，「唸著唸著，這句話就唸到我心裡頭了。慈濟的歌也很好聽啊，我幹麼要排斥、幹麼要封閉自己的心？把心打開，就發現慈濟很好待啊。」

他體悟到：「只要我自己放下了，什麼都很好。心空了，什麼都可以進來。」去菲律賓國際義診，是他全心投入慈濟的轉捩點。

二〇一三年十一月，海燕颱風重創菲律賓，慈濟基金會出動多梯次賑災團過去援助，「第九梯次說需要牙醫師，我就去了。」

身處國際賑災現場，夏毅然才知道慈濟做了多少救苦救難的事情。

慈濟賑災團隊抵達災區後，會根據實際需求和專業分工，分成多個小組有效執行救援任務，比如勘災組評估災情、了解受災程度和居民需求，物資組運送和發放救援物資，醫療組提供緊急醫療服務和義診，安置組搭建臨時庇護所安排受災民眾住宿，環保組清理災區環境和垃圾處理、維護公共衛生，心理關懷組提供心理支持、安撫受災者，聯絡組與當地政府其他救援組織溝通協調等。

賑災團吃住在一起，白天各組人員各自上工，晚上回到住宿處一起吃飯。住宿地方簡陋，吃飯在一個棚子下，夏毅然用餐時常聽在場志工說哪些組的志工還沒有回來，他看著逐漸暗下來的天色及桌上逐漸減少的飯菜，心想他們回來路上會不會有危險？回來還有東西吃嗎？一天過一天，有一天，夏毅然發現，他等著晚歸志工平安回來的心情，就好像在等家人回家。

慈濟國際賑災感動了夏毅然，「我也要來當慈濟人。」回臺北後他參加慈濟委員培訓，受證成為證嚴上人的弟子。他笑說，上人講「只要緣深，不怕緣來得遲」，用來形容他跟慈濟的緣分很貼切。

雖然已是慈濟受證委員，也會參加慈濟的活動，甚至院內其他醫師參加培訓時，他「陪訓」不止一次，「我還是天主教徒喔，我很少唸佛經，祈求（禱）的時候還是唸我的天主經，但哪裡需要我，我都會去。」夏毅然認為，培訓成為慈濟委員，跟他的宗教信仰並不衝突，「宗教都有大愛的精神，天主也有開放的心胸，並不狹隘，慈善更是不分宗教。」看看天主教多少神父、修女投入慈善事業就能明白。

成為有溫度的醫師，找到人生價值

雖然夏毅然不常唸佛經，但他其實不排斥佛經，而且經常聽證嚴上人開示，他想事情、看事情逐漸「佛」化，比如講緣分、談因果、論來世，而他最大的改變，是學會從病人的角度來看事情。

過去的他，處於高度競爭的環境，他追求醫術高超成為名醫，「你要往上爬就必須打敗很多人。」他喟嘆，要成為科裡的王牌醫師，病人要比別人多、開刀要比別人好，只要手術在定義上是成功的，他不會考慮手術對病人的影響。口腔癌病人由於手術部位在臉部，傳統手術可能導致顏面缺損影響外觀，甚至影響語言和吞嚥功能，「但那時的我，不在乎病人術後是不是很醜、講話清不清楚、吃東西是不是困難。」

有一次，夏毅然在淡水老街看到一名乞丐有著一張動過手術後畸形的臉，他覺得熟悉，好像是他過去的病人。他沒有上前確認，但眼前這一幕撼動了他：「是因為頂著這樣的臉找不到工作，只能乞討為生嗎？如果是我的病人，我怎麼會讓他落魄至此？」夏毅然也曾在深夜時分看到動過手術的口腔癌病人坐在便利商店門口，「不是我的病人，但我當時想，他是白天不敢出門嗎？」

這些景象觸動了他，「我過去為病人動手術，是不是造成另外一些問題？」

過去，他遵從教科書的做法，「教科書是冰冷的，只管手術成功，不會去管病人治療後的生活，但病人回診時，我看到的是活生生的人面對他人異樣眼光的痛苦，以及生活上的諸多不方便。」

與其對著病人醜陋畸形的臉愧疚，不如想辦法幫他們解決問題。

「證嚴上人常說，病人是我們的老師，我從病人的角度來思考，解決病人問題，同時找出平衡的位置。」夏毅然從病人的立場來設計手術，「我的病人人數可以不多，但要做到精緻，不希望手術成功但創造了怪物。」他思考改進口腔癌治療方式，口腔癌的傳統治療方法是先開刀再化療或電療，他改變順序，「我直接把化療拉到前面去，治療順序改變，病人就有不同的結果。」

先化療把病人的腫瘤變小再開刀，需要切除的組織範圍也變小了，盡可能為病人保有原來的臉部外觀。隨著醫療科技進步，可以愈做愈好，比如醫療團隊利用電腦輔助精確切除病人下巴如木瓜大的腫瘤，再為病人做下顎骨重建手術，讓病人臉部外觀保持正常。

慈濟人文改變了夏毅然，他成為有溫度的醫師，「我找到人生價值。」他也變得謙遜，身為口腔顎面外科名醫，過去他認為不找他開刀是病人的損失，但到臺北慈院後，他想法變了，開始從緣分的角度看待醫病關係，「來慈濟我學會放下，病人找我開刀，是我們有緣分；不找我開刀，是我們沒緣分。」

他也用因果看待他跟病人的緣分，「我覺得我幫病人做這些事情，是因為我們之間有緣分，說不定上輩子你是我的恩人，所以這輩子我來還你恩情；如果上輩子我跟你沒有任何淵源，而這輩子我幫了你，或許下輩子我需要幫助的時候，你會成為我的貴人幫助我。」

牙科部招考住院醫師，夏毅然也會跟考生講：「不用緊張，我不是來考你程度的，我是來考我們有沒有緣分的，沒錄取不代表你差，而是我們沒緣分。」他認為，用一次考試來判定考生聰明與否，失之武斷，緊張之下可能影響發揮。

後來有一次出國旅遊，團員中一位退休校長跟他提到，女兒曾去考慈濟牙科住院醫師，沒有被錄取，但因為夏毅然「考緣分」的說法，女兒坦然面對考試失利的結果，沒有糾結於是不是自己不夠好。

來臺北慈院也讓夏毅然學會感恩。剛啟業時，沒有住院醫師，醫師們凡事都得自己來，「這個時候我才知道以前三總的團隊多照顧我。」夏毅然當時是主任，下面有很多住院醫師及實習醫師，要跟他講上話都不容易，「但剛來臺北慈院，我沒有住院醫師，也沒有實習醫師幫忙，全部要靠自己，我才知道他們的重要性。」他找時間請他們吃飯，跟他們說謝謝，「我的成功不是我很行，而是因為有很多人幫助我，所以要時時感恩。」

夏毅然從三總退休時，有六家醫院邀請他去，最後他選擇臺北慈院，「我來這裡，可能就是佛家有句話叫做『如是因，如是果』，東拐西拐，拐到慈濟來了，表示我跟慈濟真的有緣。」

沒有投履歷給臺北慈院，卻接到面試電話

鍾瑞瑛和臺北慈院的緣，是另一個動人的故事。

鍾瑞瑛出生成長於臺東，學護理的她後來嫁到基隆，在基隆的醫院工作，由於「不想在熟悉的環境閉著眼睛工作到老，孩子大了，想看看外面的世界」，她想著自己沒有待過醫學中心，就向臺北幾家醫學中心投了履歷，也把自己的履歷放上人力銀行網站。

結果第一通邀請她面試的電話來自臺北慈院，接到電話時，鍾瑞瑛滿腦子問號，她沒有投履歷給慈濟醫院啊，「而且一聽是慈濟醫院，我就說我沒有要去花蓮工作，對方說是新店，我才知道新店有慈濟醫院，心想去面試看看無妨。」掛掉電話後她想到，臺北慈院應該是從人力銀行找到她。

面試那天，她走進臺北慈院感覺很溫馨，面試她的是副院長徐榮源，親切隨和，希望她趕快來上班，鍾瑞瑛決定：「就是這裡了。」後面其他醫學中心陸續通知她面試，她想著不用浪費時間了，都推掉沒去。

面試那天她感受到的溫馨，是慈濟人文呈現的氛圍，但慈濟人文卻成為她來這裡前幾個月跨不過的坎，「我天天哭著想辭職。」

鍾瑞瑛是胃腸肝膽科專科護理師，主要在病房協助醫師執行臨床照護工作，她過去工作的醫院，只要求醫護人員把醫療專業工作做好，但在臺北慈院，她有著「人文左右專業」的感覺。比如住院病人的子女無法到病房照顧老人家，護理師就得幫病人把屎把尿洗澡；再者，病好了出院不是理所當然嗎？病人回家沒人照顧並不是醫院的責任，但醫院會因此讓病人多住幾天，等家裡照顧人力能銜接上再出院，她甚至看到有病人濫用慈濟的慈善精神，堅持住院要「住好住滿」。

「照護病人不只他的病，還有他的心、他的精神狀態，甚至他的家庭，很多事情都要考慮進去。」這些跟她的認知及過去的工作經驗有很大的衝突，工作量也大增，令她感到挫折、難以適應，「心好累，我每天都想離職，三不五時去找護理長，哭著說我要辭職。」

「那一根把我扶正的稻草」

鍾瑞瑛心態轉變的關鍵，是爸爸離世時，院方及慈濟師兄師姊傾力協助，她感受到，原來「及時被幫助」是這麼重要和溫暖。

爸爸過世時她回臺東奔喪，護理師人力一個蘿蔔一個坑，尤其專科護理師人數少，臨時請假人力難調度，會影響到醫師及病人，「護理長跟我說，什麼事都不要想，趕快回去。」回臺東後，面對幾近崩潰的媽媽，以及無法接受爸爸離世而陷在巨大悲慟中無法自拔的弟弟妹妹，身為長女，她必須一肩挑起辦理爸爸後事的責任，她得延長請假時間，「醫院告訴我：『沒關係，你就繼續請假。』」醫師也發簡訊告訴她，安心處理爸爸後事，不必擔心病房的工作。

「我完全沒有辦喪禮的經驗，還好臺東的慈濟師兄師姊來幫忙，圓滿辦好爸爸的後事。」除了一開始就請半個月的假到爸爸出殯，之後她也不時需要請假回臺東陪伴媽媽，「主管都准假，毫無刁難。」

在面對父喪孤單無助時，院方及慈濟志工毫不猶豫伸出援手撐起鍾瑞瑛，給了她救命稻草，她以「那一根把我扶正的稻草」來形容她的感受，「在你心靈最脆弱、最容易被侵略、最需要幫助的時候，這些助力形成一個保護罩來保護你。」「如果我是資深員工，醫院好像應該這樣幫我，但那時我才到職三個多月，連工作合約都還沒簽，我一個新人，何德何能讓主管及慈濟師兄師姊這樣幫我！」

這段經歷讓鍾瑞瑛心甘情願留在臺北慈院工作，而病房內原本她無法認同的那些情況，在換位思考後，她能理解了。醫院的做法是醫護在執行醫療專業的時候，要把人文放進去多一點，多為病人著想，也就是「全人醫療」的精神，只是她從沒有受過這樣的訓練，也沒有類似的經驗，所以一開始會抵觸，一旦了解接受，自然而然就朝這個方向去做。

鍾瑞瑛一邊工作一邊就讀博士班，「這裡很支持同仁成長。」她需要請假上課、寫論文、考試，都沒有問題，她非常感謝主管及醫院，「大家常常會關心地問：『畢業了嗎？』還好我有順利畢業。」

取得博士學位後，教學部主任吳燿光向護理部借將，把她調至教學部，「教學部有點像學校的教務處，負責所有同仁的在職訓練，以及招募PGY來到臺北慈院。」全新的工作內容，加上要準備醫院評鑑，讓鍾瑞瑛「痛並快樂著」。

「有好的主管很重要。」在教學部，鍾瑞瑛一直努力把外面新的東西帶進醫院，讓同仁有所成長，「我想上外面什麼課，或想請外部人士來演講教學，吳燿光主任都說『去啊去啊』、『好啊好啊』，滿支持的。」只是她覺得，待在教學部，自己最厲害的強項——護理，沒能派用上場，如果有機會還是希望回歸護理工作。

當初鍾瑞瑛因緣際會來到臺北慈院，希望看看外面的世界，她也真的看到一個不一樣的「愛的世界」。

第十七章 人生重啟

在慈濟的環境裡，人真的會變得不一樣，不只是生活上的改變，而是整個心態、整個生命的態度，都柔軟下來了。

——護理部副主任滕安娜

對護理部副主任滕安娜及骨科主治醫師周博智來說，臺北慈院不只是工作的地方，也是他們人生重啟之處。滕安娜當年為了替受困的心找出口，來到臺北慈院；周博智則在臺北慈院經歷生死之關，風濕免疫科主任陳政宏以「洗血」的方式重啟他的免疫系統，也重啟了他的人生（見第八章）。

因哥哥驟逝而閃婚，沒有心理準備就走入婚姻

滕安娜二十九歲那年，三十二歲的哥哥因意外驟逝，她趕回鄉下老家，「家裡給我一個指令，要我在三十天內結婚。」滕安娜說，命理師父說她如果不在一個月內結婚，就必須要三年後，媽媽怕她的幸福被耽誤，堅持要她三十天內完婚。

滕安娜當時有交往對象，但還沒論及婚嫁，為了安慰傷心欲絕的媽媽，她硬著頭皮向男友「求婚」。

「我必須說，我先生是我的恩人，在我最困難的時候幫了我。」當時她

問先生：「家裡要我一個月內結婚，你可以嗎？」滕安娜原本預計會被拒絕，「沒想到他馬上說『可以』，都沒有問我家有沒有欠債。」她接著提出一個讓人非常為難的問題：「但是要養一個小孩，你可以嗎？」她哥哥留下一子一女，滕安娜跟弟弟決定一人照顧一個，弟弟養男孩，她養女孩。

當時她已做好先生回答「要回去跟家裡討論」的心理準備，「我都想好，如果他還要考慮，我下一句就會說『那就算了』，而且問過了，我跟媽媽也有了交代，不是我不嫁，是人家沒有要娶我。結果我先生說好，說多一雙筷子一個碗應該可以。」

婚事就這樣定了下來，但媽媽跟滕安娜說：「你結婚的時候，家裡不會有人去喔。」因為哥哥七七未滿，家裡還在守喪。而滕安娜那時候還處在失去哥哥的悲傷中，也沒有邀請同學朋友參加婚禮，「其實也是不想面對大家的疑惑，為什麼我突然結婚了。」

喪失手足的痛苦，以及還沒做好走入婚姻的準備，讓滕安娜完全無心籌備婚事，「先生問要挑什麼樣的喜帖，我說最便宜的；他問婚宴地點、禮服樣式，我都說隨便。」

沒有拍婚紗照、沒有家人陪伴，滕安娜租一件金色禮服就去結婚了，「婚宴吃一半，人家說新娘該換衣服敬酒了，我說『沒有，就這一件』；婚宴結束人家說要送客了，新娘要不要換一件衣服，我還是說『沒有，就身上這件』。」婚禮上她連婆婆送她的金飾都沒有戴，但婆婆一句話都沒說。她後來回想，當時自己真不懂事，真心感謝婆家對她的包容。

育兒挫折大，為了改變應徵臺北慈院

婚後兒子出生了，但沒有高興太久，因為兒子有亞斯伯格症，很難帶，滕安娜為此沒有再生老二，跟先生全心照顧兒子。

滕安娜在育兒這條路上挫折不斷，但情緒沒有出口，「家裡有這樣的小朋友，就比較不會跟人家去交流，因為別人不太能理解。」所有的煎熬她都自己吞進肚子裡，負面情緒不斷累積，影響了婚姻，她跟先生常常講不到三句話就開始吵，大吵小吵不斷，有時夜班下班回家還要把先生叫醒吵架，連開關衣櫃都乒乒乓乓弄出很大聲音來發洩情緒。

她多次在夜深人靜時想著，婚姻還維持得下去嗎？

孩子上小學後仍然狀況不斷，有一天，滕安娜下班後去安親班接小孩，得知要考試了但孩子功課沒有帶回家，「我記得那天是雨天，我接他上車，開始唸他，他聽不太懂，但從我的語氣知道媽媽在生氣，他在後座大聲尖叫、大哭……」

外頭下著雨，滕安娜的心也在下雨。到家後，心力交瘁的她呆坐客廳，孩子躲進房間哭，「那時候我多期待孩子來說一聲『媽媽，對不起』，但我知道他不會，不是他不願意，而是他不會做這件事，他不知道要這麼做。」

滕安娜覺得她的人生卡住了，強烈的窒息感來襲。她打開電視，那時她沒接觸過慈濟，平常不會看大愛臺，但那天轉臺到大愛臺時，她停了下來，看到花蓮慈院院長陳英和說：「我們在醫院，不只是看病人的病，而是看他整個人。」

「這不是很特殊的話，但那一剎那我覺得它說進我心裡了。」她心中有了「改變」的念頭，「我想：『好，我要改變我自己。』」她知道新店將有一家慈濟醫院，她對自己說：「給自己一個機會，到全新的地方去。」

滕安娜投了履歷表，對自己說：「如果三天內通知我，我就換工作。」結果履歷投出一天她就接到面試通知，但她猶豫了，因為她在當時服務的醫院很被看重。面試時間是週六下午四點，那天她拖拖拉拉到四點半，打電話到臺北慈院說她來不及，對方卻說：「沒關係，我們會等妳。」她不好意思，還是去面試。

那時是二〇〇四年十月，臺北慈院在籌備開幕的階段，新招募的護理師等人力，都必須到花蓮慈院受訓。滕安娜面試順利，主考官在面試結束時跟她說：「花蓮見喔！」她回原醫院辭職，收拾行李就去花蓮。

「我常常想起這段過程。」每當碰到困難，滕安娜就提醒自己，當初是怎麼來臺北慈院的，「我不是單純換工作，而是內心有個聲音叫我去改變。我來到這裡，是希望自己不一樣。」

看到很多苦難人，重新定位自己的苦

到臺北慈院後，滕安娜真的獲得了改變。

花蓮受訓半年，她心繫在臺北的孩子，常常問先生小孩情況如何，「先生說小孩好的咧。」以前早上叫小孩起床常造成親子衝突，於是她問孩子早上起床的情況，先生說：「都自己起來。」

滕安娜意識到，以前她把事情看得太嚴重了，「實際上事情不嚴重，但因為你把它看得很嚴重，就會影響當事人，讓他也覺得很嚴重。」她跟兒子之間就是如此，以前她太放大一些事情，她痛苦，孩子也痛苦。

她學習放手、學習轉念，學習把生命的苦難，轉換成對生命的認識。

在慈濟，她聽到很多苦難的故事，也看到很多苦難的人，「讓我重新定位我自己的苦。」證嚴上人說「用不同的角度去看生命」，她體會到，視角不同，的確會改變一個人看事情的觀點。

「以前看孩子，覺得他讓我很辛苦很累，但換個角度看，他其實很努力，雖然有亞斯伯格症，但他能上學能讀書，已經很好了。有同事的孩子是中重度自閉，無法言語，那才是真正的辛苦。」

滕安娜覺得自己個性改變滿多，有一天她問兒子：「媽媽有沒有不一樣？」

兒子答非所問，說：「媽媽，從九十三年十月十九號我就愛你了。」

滕安娜算了一下，「這不是我進臺北慈院的時間嗎？」

她再問兒子：「那你以前不愛媽媽嗎？」

兒子回答：「你以前很凶，會大聲。」

原來小孩沒有答非所問，而是以明確的時間點告訴滕安娜，她進慈濟後改變了。

調整心態不但改變親子關係，也挽救她原本岌岌可危的婚姻。「每次我跟先生快吵起來時，我就喊停，兩人先轉為室友模式，給出空間，各自沉澱一下。」

沉澱，讓滕安娜站在不同的角度看事情，了解到先生其實也很苦，做了很多，卻還要一直承受她的指責跟抱怨，「我應該感恩的，我開始謝謝他、誇獎他，我跟他說：『你真的很棒，可以幫我這件事、那件事……』結果愈感謝，先生做愈多。」滕安娜體悟，夫妻相處不見得要很焦慮地去要求對方，態度柔和，反而有很好的效果。

「在慈濟的環境裡，人真的會變得不一樣，不只是生活上的改變，而是整個心態、整個生命的態度，都柔軟下來了。」雖然工作很累，可是滕安娜發現，她的婚姻、家庭、親子關係，都穩定下來了。以前的同事看到滕安娜，也都說她改變很多，原本的她，嚴格強硬、稜角分明、要求完美，進慈濟後的她柔和許多。

工作上，她發現過去帶孩子時心裡的苦居然對工作有幫助。臺北慈院剛啟業時，人力不足，每個人都非常辛苦，都有一肚子委屈，「但跟帶孩子的苦相比，工作上的苦算什麼苦啊。」而今兒子已經大學畢業，「很孝順。」她非常欣慰。

慈濟的志工精神也大大影響滕安娜，「對我來說，師兄師姊無私的付出，不只是熱心，而是一種精神。」她也跟隨志工的腳步參加國際醫療援助。「我們出國義診都是自費自假。」她去斯里蘭卡、印尼、大陸，覺得這是醫護人員的使命。

回想她決定到臺北慈院時，身邊很多人勸她：「不要去，慈濟是一個很神祕的團體。」她慶幸當時自己堅定踏上「改變」的旅程，她成為更好的自己，人生整個翻轉，原本幾近傾倒，被慈濟人文的力量撐回來。

劫後餘生，人生重啟

周博智在四十七歲這年，人生也大翻轉，只是他的翻轉是天翻地覆，差點落水滅頂，緊要關頭，慈濟的醫療力量救回了他。

在臺大醫院完成住院醫師及總醫師訓練後，周博智應學長王禎麒之邀來臺北慈院骨科擔任主治醫師，太太呂佳虹也在臺北慈院，是放射診斷科醫師，夫妻倆養育三個孩子，工作順心，家庭和樂。沒想到二〇二二年一月中句打完第三劑新冠疫苗後，自體免疫系統瘋狂攻擊自己的神經、內分泌及免疫系統，超級強烈颱風等級的免疫風暴，讓周博智連生活自理的能力都失去。

還好臺北慈院風濕免疫科主任陳政宏鍥而不捨地抽絲剝繭，找出他的病因是「抗磷脂抗體症候群」，以血漿置換術重啟他的免疫系統，他的人生才有重啟的機會。

周博智以「撿回一條命」形容劫後餘生的心情。發病之初呼吸衰竭送加護病房插管，他連遺囑都在寫了，後來陸續住院約半年，接受各種治療。他記憶中的那段時光，「日子是無止盡的頭暈及全身無力，連呼吸都沒力氣。」陳政宏說，這是因為自律神經嚴重失調，當交感神經不運作，周博智就有如電力耗盡，手腳都不聽使喚，而且極度畏光，連室內的燈光都會讓他頭痛。

漫長的病中時光，他曾經悲觀地認為自己可能會成為身障者，一輩子要依靠電動輪椅，他甚至連開彩券行的後路都設想過，還研究了開彩券行的資格、如何申請、如何租店面等等。有過這樣的心境，周博智康復後走在街頭，看到坐輪椅賣東西的身障人士，都會上前購買，「多少幫忙一下。」

住院期間，周博智努力配合復健，出院後持續以騎車、游泳、爬山做為復健，終於恢復到可以重回工作崗位。二〇二二年十月四日，他重新穿上白袍，重回診間為病人看診，百感交集，「能回來上班照顧病人是幸福的。」他感恩證嚴上人長期關心他的病情、感恩醫院全力救治他、感恩太太一直牽著他的手不放，以及同仁不斷為他加油打氣，讓他重新站起來。

重回診間的歷程，好像爬過一座聖母峰

周博智重回診間，太太呂佳虹的欣喜不在話下，她對同事說：「今天是博智一個重大里程碑。」從生病倒下到重回工作崗位，她形容：「好像爬過了一座聖母峰。」

剛回診間那段時間，周博智走路還走得不十分穩妥，他拄著拐杖去門診，病人問他怎麼了，「我就說我扭到腳。」醫院體諒他情況特殊，骨科同

仁也很幫忙，他顧門診就好，不需要值班。

重回門診，他從一天十個病人慢慢看起，逐步進展到看二十個、三十個病人，後來也能夠進手術房為病人動手術，他欣慰自己開刀功力未減，「開刀的每個步驟都已經內化在我心裡了。」曾經手腳不聽自己使喚，這樣的經歷使他更希望能透過他的治療，讓每個病人的手腳都能恢復功能。

但這場大病還是帶來神經方面後遺症，「我有搜尋、比對的障礙。」有一次他到超市購買一種調味料，但面對貨架上一整排各式各樣的調味料，他找不出自己要的東西；另外，他想利用對發票來訓練腦力，卻發現自己無法比對數字。

周博智開解自己：「那就放空吧，不去操心那些俗事。」他慢慢習慣不要去傷腦筋，還調侃自己：「不會被詐騙集團騙錢或在外頭走失就好了。」而中醫科的同事也持續為他針灸，治療神經系統後遺症。

遺憾的是，就在他逐漸好起來之際，姊姊檢查出胰臟癌，「我生病時，爸爸八十歲了還在醫院幫我推輪椅。」他覺得自己很不孝，沒想到爸媽幫兒子推完輪椅，還得幫女兒推輪椅。他感謝慈濟同仁協助自己康復，沒有成為家裡的負擔，還能照顧姊姊和父母，減少遺憾。

經歷生死大劫，周博智體悟，能重新在父母身邊盡孝，能看著孩子長大，能跟太太牽手散步、爬山、一起發揮專業協助病人，日子雖平凡，卻是最珍貴的幸福。

第十八章

對的時間來到對的地方

當年若沒有來臺北慈院，我或許會選擇自行開業，追求財務上的成功；但我深信，那樣的人生將無法帶給我如今這般深刻的價值與成就感。

——腎臟透析中心主任郭克林

臺北慈院二十年，資深同仁在這裡各有不同的際遇與成長，回首來時路，大家有著共同的心聲：跟著一家新成立的醫院一起成長，是多麼難能可貴的生命經驗。

王嘉齊無心插柳，成為臺北慈院第一位由講師升為教授的醫師

醫務部主任王嘉齊在臺北慈院啟業兩個月後從桃園敏盛醫院轉到這裡任職，當時換工作主要是交通考量，家住永和的他，每天要花兩小時往返臺北與桃園。臺北慈院離家近，上下班方便很多，太太問他要不要試試，他也順利應聘上。原本王嘉齊以為不過是換家醫院工作，但回頭看當年的決定，「來的時間點剛剛好，是正確的選擇。」

「我來臺北慈院時四十歲，正是對未來有些迷惘、會開始思考人生方向的年紀，慈濟人文對我來說很有幫助。」王嘉齊到職第一年即參加慈濟委員的培訓，成為證嚴上人的弟子，證嚴上人有如心靈導師，引導弟子往正確方

向走，上人的靜思語對他幫助尤其大，「有時候某一句話，就讓我從死胡同裡鑽出來。」

王嘉齊是胃腸肝膽科醫師，常要執行胃鏡、腸鏡、膽胰鏡等內視鏡手術。「但操作上很難達到百分之百的成功率。」他指出，比如膽管結石，取石成功率是九五％，全球皆然；大腸鏡的成功率也大約落在九五％，有五％的病人，因腸道過於彎曲、沾黏等問題，無法順利完成大腸鏡檢查，硬做可能造成腸穿孔傷害病人。

雖然遇到這五％是非戰之罪，一旦碰上，王嘉齊還是會心情低落，「這時閱讀靜思語可以安定自己的情緒。」有時候他第二天要做一檯風險高的手術，前一晚會有很多擔心，「但心一定要靜、要穩，隔天手術才會穩妥。」他也靠靜思語讓心靈更沉穩、更能承受壓力。

回首這二十年，王嘉齊在到職之初完全想不到的，是他有了「教授」的職銜。當年他在臺大醫院完成住院醫師及總醫師訓練，由於要負擔家裡經濟，公立醫院薪水比較低，他因而選擇私人醫院。敏盛醫院是區域醫院，以醫療服務為主，他如果一直留在敏盛，就是以看病為主的醫師，不會投入研究及教學，然而臺北慈院為他的行醫生涯開啟不同的發展。

王嘉齊到職幾個月後，原胃腸肝膽科主任徐榮源升副院長，他接任主任，「主任這個角色，教學、研究都要帶頭，自己要努力。」王嘉齊開始做研究，「在我們醫院，沒有大老、沒有研究團隊，我做研究是從零開始，跟大醫院醫師可以靠老師提供資源完全不同。」

「升等是一個很辛苦的歷程，」王嘉齊說，要有研究成果、要有論文篇數、臨床不能放，還要兼顧家庭，「總不能忙到家庭失和。」他那時的想法是順勢而為，走多遠算多遠，然而他超前達成目標，從講師、助理教授、副教授、教授，他都是最短時間完成升等，「我不是站在巨人肩膀上，而是從平地走上來的，這更不容易。」臺北慈院讓他知道，原來他有這個能力。

王嘉齊不但是臺北慈院第一個從講師升到教授的醫師，他也是臺北慈院第一批參與國際醫療援助的醫師、第一梯參加慈濟委員培訓的醫師，細數這些第一，他臉上是欣慰的笑容，這二十年，以慈濟的用語來說，真是精進！

郭克林在北慈展開精采的醫師生涯

腎臟透析中心主任郭克林回首自己在臺北慈院近二十年時光，也是收穫滿滿，「當年若沒有來臺北慈院，我或許會選擇自行開業，追求財務上的成功；但我深信，那樣的人生將無法帶給我如今這般深刻的價值與成就感。」

他在臺北慈院啟業第六個月報到，那時他主治醫師資歷兩年，還算新手醫師。喜歡做研究的他，在臨床工作之餘擠出時間攻讀碩博士學位，先後自陽明大學臨床醫學研究所碩士班、陽明大學生理研究所博士班畢業，還要做研究及教學，二〇二四年臺北慈院正式升格為醫學中心，他也升為教授，目前是慈濟大學醫學院專任教授的他自豪地說：「我一路跟著醫院成長。」

二十年來，郭克林在專業領域交出漂亮成績單，腎性貧血研究、尿毒素研究、素食飲食、中草藥轉譯醫學研究……都是他的專長。慈濟體系推廣素食，他以科學的方法驗證吃素跟不吃素罹患腎臟病的風險，證實吃素是王道。「在這裡，只要有本事，就有機會闖出一片天，這是在其他醫院體會不到的。」

郭克林在臺北慈院的收穫不止如此，當年他隻身來到臺北慈院，如今一個人變四口之家，他在臺北慈院找到心靈契合的另一半——兒科部醫師蔡文心。「她是我北醫醫學系的學妹，但我大學時沒見過她。」然而，緣分就是這麼巧，他在臺北榮總接受住院醫師訓練，並在桃園分院服務兩年，她在臺大接受住院醫師訓練，兩人分別從不同地方來到臺北慈院，相識、相戀、共組家庭，成為醫院一段佳話。

上人一句話，讓飽受不孕壓力的女醫師如釋重負

那一年，臺北慈院喜訊頻傳，除了蔡文心和郭克林，皮膚科主任王淳樺和當時是臺北慈院胸腔外科主治醫師的先生郭光泰、小兒加護病房護理長陳似錦與大愛臺新店中心編導洪崇豪、營養科主任吳晶惠和先生吳世平，都在同一年完婚。有一回證嚴上人行腳臺北，特別跟這四對新婚夫婦座談，給予

祝福。

上人對四對新人的祝福，讓資深慈濟人憶起，當年花蓮慈院開業時，從臺大醫院赴任花蓮慈院外科主任的張耀仁新婚未久，到了醫院宿舍，看見上人貼心地為他們備妥新床鋪、新被褥，甚至連細瑣的日常生活用品都一應俱全，滿屋子洋溢著家的氣息，張耀仁和太太十分感動；至今，仍非常感念上人溫馨的關愛。

王淳樺結婚時得到上人的祝福，心中十分歡喜，婚後飽受不孕壓力時，也因上人一句話的開示，如釋重負，感念至今。王淳樺婚後五年不孕，她跟先生做檢查一切都正常，但遲遲未能有好消息，她因此沮喪鬱悶。有一年歲末祝福，一名慈濟師姊上前跟上人說，希望媳婦能懷孕，上人開示師姊：「好的才來，不好的不要來。」在旁的王淳樺聽進了這句話，「那時我覺得如釋重負，對啊，好的才來，不好的不要來。」

王淳樺不再糾結孩子的事，沒多久後，她發現自己懷孕了，「放寬心之後，孩子自己來報到了。」過五年後，又生了老二。王淳樺曾經跟上人說這一段心路歷程，對上人表達感恩之情。

「婚後我跟先生吵架，氣到脫口說離婚好了，先生都說不可以，因為我們的婚姻有上人做見證。」吳晶惠在來臺北慈院前已報名培訓慈濟社區委員，當時先生的身分還是男友，她不知道要不要走下去，有一次上培訓課程，上人坐在她左前方，她對著上人，在心中默默地說：「如果上人覺得我們兩個合適，那讓他一起來培訓吧。」結果那一堂課下課，男友接她時問：「你們到底在上什麼課？我可不可以也去上課？」

才剛剛許願，願望就實現了！吳晶惠嚇一大跳，但男友願意培訓再好不過，兩人並肩一起走在做慈濟的路上，是彼此的支持力量，結婚還獲得證嚴上人祝福，她覺得很圓滿。

吳晶惠很愛臺北慈院，跟朋友講到臺北慈院都說「我家醫院」。臺北慈院啟業前，她從花蓮回臺北準備啟業事宜，住在醫院的臨時宿舍，每天僅睡四至五小時，忙到沒時間約會，曾經連續兩個星期沒有出醫院大門看過天空。前同事問她：「工作量這麼大，但薪水只比以前每天多一百元，值得嗎？」她回說：「當然值得，成就感滿滿呢。」

當選傑出優秀青年，潘韋翰感謝醫院為年輕人搭舞臺

「年輕人來臺北慈院不怕沒有舞臺，就看你願不願意站上去。」這是公共傳播室主任潘韋翰在臺北慈院任職近十七年的心聲。臺北慈院不是只重視醫護同仁，行政同仁也同樣感覺被重視。

二〇一二年完成區域醫院評鑑，潘韋翰規劃赴美探親，由於想久待陪伴家人，他跟醫院提出離職，「院長說休假可，離職不可。」給他一年假期，留職停薪，那時潘韋翰還不是公傳室主任，「我受寵若驚，我一個行政同仁何德何能，院長願意給我留職停薪，我可能是全院第一個吧。」

臺北慈院是潘韋翰從北醫醫務管理研究所畢業後的第一份工作，那時候他二十八歲，正補習準備出國讀書，「我想找份工作賺一點補習費，結果進來後，一直待到現在。」

他大學就讀高醫醫學社會學與社會工作學系，二〇〇八年十二月進入臺北慈院，先任職社區醫學部，而後經徐榮源及趙有誠面試，他調至企劃室。企劃室是院部重要幕僚單位，潘韋翰沒料到能獲得院長賞識到企劃室工作，他全力以赴回報主管的知遇之恩。二〇一六年他接公傳室主任，在新冠疫情期間身先士卒帶領團隊全副武裝進入隔離病房採寫醫病故事，為這場百年大疫留下珍貴的文字與影像紀錄。

新冠疫情趨緩後，在慈濟師長與主祕喬麗華鼓勵下，潘韋翰報考並錄取臺大政府與公共事務碩士在職專班，以疫情期間臺北慈院承接加強版集中檢疫所為題撰寫論文，取得第二個碩士學位，二〇二二年也取得教育部部定講師資格。二〇二四年他獲得新北市的「社會優秀青年獎」，「以前這類獎項都是醫護、醫技同仁報名競逐，行政人員很少能參加。」潘韋翰獲得參加的機會並脫穎而出，頒獎那天，趙有誠特別請副院長黃思誠及主祕喬麗華帶著鮮花到現場祝賀，令他感動不已。

「來臺北慈院，我遇到很多貴人，包括很嚴格的院長。能通過他的面試，是我人生很大的驕傲。」他笑說，「剛進來時，看到院長會怕，現在覺得院長非常可親。」他認為，臺北慈院為年輕人搭建了很好的舞臺，總是鼓勵同仁放手做，勇敢站上舞臺接受挑戰。

他感恩遇到的這一切，「我結婚、生小孩、成家立業都在這邊。臺北慈院就是我的家。」

安身立命的處所

啟業前從臺北榮總到臺北慈院服務的內科部主任洪思群，對臺北慈院也懷抱著「家」的感情。「來這裡後，人生安定下來。」孩子陸續出生，老二還是啟業那年十二月三十一日在臺北慈院呱呱墜地的「慈濟寶寶」，也在醫院附近買了房子，家人生病就由醫院照顧，兩個兒子長大後都考進了醫學系；工作上，同事相處和諧，現在醫院又成為醫學中心，「一切都愈來愈好。」他心裡很清楚，若年輕時選擇不同的醫院，他走的路就不一樣，「來臺北慈院是最好的一條路。」

啟業第二年來臺北慈院服務的中醫部主任吳炫璋，一邊工作一邊讀博士班，然後結婚、生子、培訓受證慈誠委員、完成博士學位，「我人生重要的時刻都是在這裡任職的時候完成，這裡已經是我第二個家。」這個家帶給他心靈的富足，在慈濟大學讀碩士班時看到的靜思語「願要大，志要堅，氣要柔，心要細」成為他的座右銘，進入臺北慈院常年身處慈濟人文的環境，「讓我可以平靜、穩定地處理一些比較負面的東西，不會讓自己情緒波動很大。」佛法教會他應對人生。

整合醫學科主任王奕淳也是來臺北慈院後成家立業，當年從財團開設的醫院來到宗教慈善醫院，他最深刻的感受是自己更注重人文和心理方面的成長，「你會覺得自己比昨天更好、更沒有疑惑、更輕鬆，活得更自在。」如果留在以前的工作環境，王奕淳的人生目標可能是不斷精進醫術、升主管職，以及追求學術、不斷升等。「慈濟人文讓自己的心比較定，知道什麼才是該追求的。」在臺北慈院，從病人寫信給醫院表示：「王醫師是我這輩子遇過最有耐心的醫師，所有我擔心的問題，他都會細心、耐心地解說、分析，讓病人安心。」他知道自己已經長成自己理想中的醫師模樣。

二〇〇九年三月在趙有誠牽線下從三軍總醫院過來的核子醫學科主任程紹智回想，當初對於要離開服務多年的三總來全然陌生的臺北慈院任職，心裡其實很彷徨。

有一天他來臺北慈院跟慈濟醫療法人執行長林俊龍會面，會談結束後他獨自走到臺北慈院地下一樓核醫科入口，心想這將是自己日後的工作地點，耳邊突然響起「我們一起祈禱……」的歌聲，他的思緒彷彿找到出口，接著又聽到「佛陀啊，我們祈禱千萬聲……」這段歌詞，「我知道這是一種深切的呼喚，呼喚我『回家』。」

「回家」多年，程紹智認為自己得益於慈濟人文很多，「老婆說我到臺北慈院後改變了，我問哪裡改變，她說：『你遇到事情不會像以前那麼急了。』」程紹智自省，的確，以前遇事反應比較激烈，講話比較大聲，現在會緩下來，聲音也小了些。他幽默地說，在慈濟人文的潛移默化下，「我自己看自己，覺得自己看起來還滿莊嚴的。」

時光印證了資深同仁當年的選擇是「對的時間來到對的地方」，青春歲月在此，青壯歲月在此，當臺北慈院邁入下一個二十年，他們仍將跟著臺北慈院齊步走。這裡，不僅是工作的地方，更是安身立命的處所。

第十九章

不虛此行

當年我決定到臺北慈院任職時，老師斷言我待不過三年，結果我在這裡二十年了，是相當不錯的二十年。

——一般科主任彭清秀

每個人的成長歷程、生命經驗、行走軌跡，形塑了他今日的人生樣貌。感恩高中老師及同學資助家庭貧困的他從馬來西亞來臺灣讀書，牙科部醫師黃文國一心回饋社會；經歷SARS的死亡教育，胸腔內科主任藍冑進期許自己更有能力對抗重症；「被需要的感覺」則讓一般科主任彭清秀，從不想參與公共事務到承擔諸多任務；熱愛護理工作的護理部主任吳秋鳳轉換跑道到臺北慈院，護理工作不單是她的職業，更是她的志業。

受資助來臺讀大學，黃文國以醫術回饋社會

黃文國在馬來西亞柔佛出生長大，家貧欠債，讓他高中畢業後就到工廠打工，在故鄉，家裡無法供他繼續升學，到臺灣讀大學是他做夢都不敢想的事情。然而，同學為他出機票錢，高中老師幫他準備第一筆生活費，他就這樣飛來臺灣讀僑大先修班，再拚聯考，考進陽明大學牙醫學系。

「我這位高中老師是臺灣人，政大畢業，嫁去馬來西亞。」老師很照顧

黃文國，知道他家經濟困難，找他當她孩子的家教，多少貼補家用。也因為老師是臺灣人，黃文國對臺灣很有好感。決定來臺灣讀書時，中國那邊派人到他家遊說他去大陸讀書，老師問他是否知道國共之間的情況，他說他知道，他喜歡臺灣。

「現在回頭看，我真的沒有來錯。」來臺灣之前，黃文國內向、害羞、寡言，來臺灣後逐漸變得外向、活潑、健談，馬來西亞的同學朋友都驚訝他的轉變，他告訴他們：「臺灣讓我變成另一個人。」

黃文國的轉變，跟慈濟有很大的關係。大學時，有個馬來西亞學妹身體不好，學妹的爸爸常打電話託他多關照。陽明有慈青社，學妹是慈青社成員，他有時也參加慈青社的活動，因此認識慈濟及證嚴上人。

黃文國一直感念高中老師及同學資助他來臺灣就學，總想著自己應該做些什麼回饋社會。有一次他在電視上看到慈濟人分享做慈濟的心情，提到證嚴上人說：「該做的事，用心去做就對了。」正在吃飯的他形容聽到這句話的感覺是：「腦中好像被電到一樣。」

「做就對了！」黃文國大學畢業開始執業後，主動跑去臺北關渡的靜思書軒，詢問如何加入人醫會義診的行列，他跟隨人醫會到偏鄉或創世基金會植物人安養院、精神病人之家等機構義診。從二〇〇三年五月到二〇〇六年十一月，他甚至每週抽一天到慈濟玉里分院支援牙科門診，「當時那裡沒有專任牙醫師，精舍師父問我能不能每星期去支援一天，我想都沒想就答應下來。」

他每週三到玉里支援看牙，前一天晚上九點下診後，從樹林搭十點半的莒光號，夜車幾乎每站都停，到玉里已是清晨五點，「然後七點看早診，因為病人很多都是農夫，很早就來看診。」他說。

黃文國至今想起第一次去玉里支援的情況，仍忍不住失笑，實在是太震撼的經驗。

頭一回去，人生地不熟，也不曉得火車站離醫院多遠，事前玉里分院一名行政同仁說好去接他，「結果師兄開車來的時候我嚇一跳，他開救護車來的。」黃文國問：「沒有別的車嗎？」他這輩子沒坐過救護車，也不想有這種體驗，「但師兄說沒有其他車，就這臺。」他只好乖乖上車。

到了醫院五點半，師兄說：「黃醫師休息一下。」在哪休息？「到急診室，我找一張床給你睡。」黃文國又吃了一驚，但他太累了，沒有力氣找其他地方休息，乖乖上了急診室的病床，迷迷糊糊睡去。突然人聲嘈雜，還有人打他的手，「我睜眼想罵人，但罵不下去，那是一個車禍傷重不治的死者，推床經過我時，他垂下來的手打到我的手。」

第一次到玉里支援看診，以搭救護車、睡急診室、與車禍往生者「擦手」而過拉開序幕，如此奇特的經歷，黃文國並不想再來一次，結束看診時他跟師兄說：「以後不必去車站接我，我自己慢慢散步過來；也不用準備急診室的床給我休息，我自己找地方瞇一下。不要管我，反正我七點會準時出現在牙科門口。」

兩年半的時間，黃文國週週跑玉里，很累，但他累得開心，「能夠幫助人，讓我很快樂。」唯一覺得不美好的是，當證嚴上人行腳到玉里分院時，他都因為在看診而無法去見上人。

每月扣薪捐款，為亡妻捐榮董

行醫以來，黃文國「助人為先」，週一至週六上班，週日出去義診，不在家的時間非常多，「都沒有跟孩子好好相處。」兩個孩子從小就習慣爸爸不在家，他在家他們反而覺得奇怪。雖然太太全力支持，他仍覺得虧欠家人。慈濟師姊提醒他，做慈濟也要顧家，然而太太幾年前病故，他再也沒有陪伴太太的機會，只能藉完成太太的心願稍做彌補。

黃文國很早就開始「做慈濟」，但直到四年多前才培訓受證成為慈濟慈誠委員，「我前後培訓三次，到第三次才完成，成為上人的弟子。」他太太也曾參加培訓，但因生病中斷，在黃文國受訓那年病故，「沒能培訓受證成慈濟委員，應該是她的遺憾。」

人走了無法培訓，不過由於太太生前曾跟孩子提到，完成培訓後想慢慢存錢捐榮董，於是黃文國以每個月從薪水扣薪捐款的方式，前年完成幫亡妻捐榮董的心願，「我心裡的石頭才放了下來。」他打算也用同樣方式幫自己捐一個榮董，「每個月慢慢捐，也算是支持上人行善的理念。」

對死者的掛念，往往成為做事的動力，黃文國如此，胸腔內科主任藍冑進也如此，他至今忘不了SARS時救不回的病人，因此在新冠疫情期間，率領團隊跟病毒奮戰。

經歷SARS死亡教育，藍冑進新冠疫情奮力救治病人

藍冑進自長庚大學醫學系畢業後，在林口長庚接受住院醫師訓練，對胸腔內科一直有著高度熱情，「把最嚴重的病人治療好，是一種成就感。」選科時，胸腔內科是他的第一志願，也是唯一的志願。

認真負責的他，二〇〇二年如願進入胸腔內科，二〇〇三年就遇上SARS。他回憶，當時感染SARS的患者一定會發燒，他幾次被叫去急診看病人、去病房會診，研判病人是不是染疫，那時沒有篩檢工具，只能靠症狀判斷。他還記得有些原本狀況還不錯的病人，幾天之內病情急轉直下，

呼吸衰竭進入重症，讓他強烈感覺到生命的脆弱。

最糟的是面對病人的死亡，那時臺北市立和平醫院院內爆發ＳＡＲＳ群聚感染，遭封院十四天，後來部分染疫病人轉到林口長庚治療，「有一位病人是我值班時在我手中走的，我到現在都還記得她的名字，她是和平醫院的醫檢師，原本是健康的醫護人員……」

藍冑進選擇胸腔內科的初衷是救治重症病人，ＳＡＲＳ的死亡教育，讓他除了感受人生無常，也有沉重的無力感及巨大的恐慌，「我們當時都很恐懼，因為我們連敵人是什麼樣都還不清楚。」

時隔十八年，二〇二一年，臺灣新冠疫情大爆發，臺北慈院收治確診病人全臺第一多，但這一次，身為胸腔內科主任的他，遣兵調將，冷靜應戰，「面對新冠疫情跟上一次面對ＳＡＲＳ最大的不同是，醫學界很快知道是冠狀病毒引起，當你知道它是什麼，恐懼感沒有上次那麼大。」

與ＳＡＲＳ對戰時，藍冑進還是總醫師，四年前對戰新冠疫情，他已是資深醫師，也是胸腔內科團隊的領導人。行醫歲月的淬鍊、經驗的累積、團隊的力量，以及擁有攻敵武器，給了藍冑進抗敵的底氣。呼吸治療及胸腔復原運動原就是臺北慈院的強項醫療之一，團隊靈活應用，還以「俯臥治療」拉高重症病人的血氧濃度爭取生機。對於挺過病毒攻擊但肺功能嚴重受損的病人，先以移除呼吸器為目標，再開運動處方箋復健心肺功能，讓病人擺脫臥床的命運。

從SARS到新冠，藍冑進面對大疫不再束手無策，他也慶幸自己是在一家願意不惜一切代價搶救病人的醫院服務。

而臺北慈院的工作環境，也是一般科主任彭清秀願意「多做再多做」的主要原因。

喜歡被需要的感覺，彭清秀是良醫也是良師

彭清秀是在臺北慈院啟業半年後，本著「想到一個新環境試試看」的念頭，應徵腎臟科主治醫師職務，面試時他感覺腎臟科主任洪思群誠懇實在、

很值得相處，就決定過來，服務一段時間後他發現，這裡的工作環境跟他過去待過的醫院相比，感覺很不一樣，「在臺北慈院，你的『被需要感』很高。」

彭清秀解釋，「被需要感」的意思是，在這家醫院，「你不會覺得多你一個沒多、少你一個也沒少，你的存在不是無關緊要。」「被需要感」也不單指他被賦予的行醫任務，還包括醫病關係，很多病人因信任慈濟而來就診，就診態度是「我需要你」；慈濟師兄師姊更強烈表達出對醫院的依賴，相對醫師的「被需要感」就會強，「在這裡行醫很愉快。」

「不過我剛來醫院時，只想把醫師這個角色做好，沒打算參與公共事務。」有一天教學部的同仁找他，請他幫忙帶ＰＧＹ學員，他由此走上教學之路，「這是另一種領域的學習，感覺滿不錯，我好像又找到了一件可以讓自己滿足的事情。」

一開始他只負責帶學生，沒有接觸教學部的業務，直到醫院第一次挑戰醫學中心評鑑，教學部主任吳燿光請他協助ＰＧＹ教學這一塊，「沒想到評鑑結束，院長叫我進教學部。」自此彭清秀的職銜多了教學部副主任，「教學行政很煩人，但我可以按照自己的想法來設計教學內容，或參與一些教學政策的制定，還是很不錯。」

相比行政，他更喜歡帶學生，十多年來，每年面對不一樣的學生，「學生給你的回饋，會讓你有動力繼續做下去。」臺北慈院有不少年輕主治醫師都是從PGY當起，看到他們「長大成人」、獨當一面，彭清秀心裡充滿為人師表的喜悅。

然後，不知不覺中，彭清秀發現自己還多了主持活動的技能，「也不知道從什麼時候開始，公傳室或企劃室喜歡找我去主持活動。」包括醫院每年的新人營、忘年會、志工感恩餐會等活動，都可見他拿著麥克風擔任主持人的身影。

當年彭清秀決定到臺北慈院任職時，他的老師認為他的個性「很不慈濟」，斷言他待不過三年，「結果我在這裡二十年了，是相當不錯的二十年。」

重見天日的履歷引吳秋鳳到臺北慈院，「來這裡就定住了」

二〇〇四年年底，護理部主任吳秋鳳接到慈濟醫院面試電話，說她曾投履歷應徵臺北慈院的職位，「我自己都忘了，我說我有投嗎？對方說有啊。」吳秋鳳後來想到，那封自我推薦的求職信是幾年前她得知慈濟將在臺北興建慈濟醫院時寄出的，原以為石沉大海，沒想到幾年後被「撈」出來重見天日，這個因緣將她帶到了臺北慈院。

寄求職信時，她在臺北宏恩醫院擔任護理部主任；接到面試電話時，她為了陪伴孩子，已經回宜蘭在羅東博愛醫院擔任護理部主任。她到花蓮接受基金會副執行長林碧玉面試，「林副總詳細說了慈濟醫療的理念，我覺得有我可以發揮、可以做的地方。」

面試結束回到宜蘭，她提辭呈、工作交接，二〇〇五年三月八日加入臺北慈院，在花蓮待不到一個月，即隨大隊大馬回臺北投入臺北慈院啟業準備作業。

宜蘭出生成長的吳秋鳳，為了幫助家裡經濟，國中畢業沒有考高中，直接報考高職，就讀私立聖母高級護理助產職業學校。那時她的想法是護校畢業就可以工作賺錢，並沒有考慮自己對護理工作是否有興趣。然而高一到宜蘭冬山專門收治肺結核病人的丸山療養院工讀，她發覺自己很喜歡護理工作，「可以幫助人讓我很開心，就很歡喜地走下去了。」

在校成績優異的她，畢業時獲得到林口長庚工作的機會，從臨床護理師做到病房護理長，吳秋鳳回顧自己的護理師生涯，「林口長庚是我的第一站，第二站是羅東博愛醫院；第三站是臺北宏恩醫院，第四站又回到博愛醫院，之後來到臺北慈院，來這裡就定住了，一定就二十年。」

回顧自己在護理工作的成長過往，林口長庚提升了她的護理專業能力，而她在林口長庚擔任病房護理長、在宏恩及博愛醫院歷任護理部督導與護理部主任，給了她行政管理的歷練。

考量專業與職務需要，吳秋鳳不斷提升專業學識，到長庚護專進修之後，還陸續完成國立臺北護理學院護理管理系和國立臺灣大學醫療機構管理研究所等學位。

吳秋鳳個性積極主動、勇於任事，喜歡發現問題，成為護理部主管後她養成巡病房的習慣，「我不是讓護理長陪我走，而是自己去每個病室問候病人，跟病人或家屬聊聊，聽聽他們對醫院的意見及建議，看看自己有沒有察覺到病房護理長沒看到的問題，再跟護理長討論如何把照護工作做得更周全。」

吳秋鳳也喜歡跟醫師查房，不但從醫師對病人的醫療處置可以在醫療專業方面有所學習，「有時醫師的一些建議，累積下來也讓我看事情的視野比較廣。」

無論在哪家醫院，吳秋鳳都維持巡病房的習慣，到臺北慈院後也如此，而臺北慈院的歷練，讓吳秋鳳更有高度，也更加成熟，她是院長趙有誠重要的臂膀。

二十年來，她不是只待在護理工作崗位上，有接近三年的時間她離開護理工作到企劃室建立醫療品質中心。回任護理部主任後，臺北慈院通過八仙塵爆及新冠疫情兩大臨床照護工作的嚴峻挑戰，她知人善任，對護理人力的調度功不可沒；臺北慈院新資訊系統 HIS-5 上線以及醫學中心評鑑，她也參與甚深，為護理師建立完善好用的資訊系統，成為評鑑亮點之一。

吳秋鳳認為每家醫院都讓她獲得重要的學習及成長，不過在臺北慈院最不一樣，「對我來說，臺北慈院跟過去服務過的醫院，最不同的地方是多了許多新的嘗試與挑戰，讓我有機會承擔及付出。」吳秋鳳二〇二三年當選新北市護理師公會理事長，任期三年，接受另一項新挑戰。

護理職涯逾四十年，吳秋鳳感恩公公婆婆及爸爸媽媽對她的支持，老人家了解護理工作的特性，不會以傳統觀念綁住她，並不要求她定時回宜蘭探視或逢年過節都得出現，叮囑她打電話報平安即可；她更感恩護理之路上遇到的貴人，「在職場上不見得每個認真做事的人都會被看見，而我每一站遇到的主管都給我肯定，這是我很幸運的地方。」

＊　＊　＊

無論是花在病人身上時間比子女多的黃文國、致力搶救重症病人的藍胄進、樂在行醫也樂在教學的彭清秀，還是勇於接受挑戰的吳秋鳳，在臺北慈院的人生旅途都不虛此行。

第二十章

走在最前，做到最後

照顧同仁我心裡很歡喜，希望每個同仁的心都穩穩地「惦」在臺北慈院，把醫院當成自己的家。

——主任祕書喬麗華

感恩臺北慈院所有同仁當我先生的神隊友，在他往前衝的時候，你們都沒有退縮，願意跟著他一起衝。

——院長夫人李菁薇

長期留在臺北慈院服務的醫護同仁，都知道他們的工作環境跟其他醫院最大的不同，在於以慈濟人文力行「愛的醫療」。臺北慈院之所以成為今日的臺北慈院，除了醫院擁有步伐堅定、帶頭走在最前線的領導者——院長趙有誠，主任祕書喬麗華以「箍桶人」的角色，打造充滿愛的工作環境，亦功不可沒。

稱職的箍桶人，喬麗華用愛照顧全院同仁

在組織中，「箍桶人」意喻讓大家緊密連結、維持組織穩定運作的人。臺北慈院啟業前，證嚴上人指派喬麗華擔任「箍桶人」，二十年來，喬麗華沒有絲毫鬆懈的時刻。外面的人看她，做事有條不紊，再忙都從容不迫，殊不知，她接下「箍桶人」任務時，心裡有多忐忑。

喬麗華原本任職外商公司，有一名同事是慈濟人，領她走入慈濟，她培訓受證成為社區志工。後因上人的召喚，她在任職二十四年時從外商公司退

休，到花蓮靜思精舍宗教處工作。

她那時已是公司主管，「我先生很了解我的個性，一旦同意就會全力以赴，一開始不是很同意，所以前後經過七、八個月時間才做出決定，當時我的老闆們從美國、香港飛來臺北，他們認為我太瘋狂了，說我是宗教狂熱份子。」老闆們動之以情、說之以理，幫她分析現況，告訴她，差一年退休，退休金差了兩百多萬，她會損失非常多。

「那時，上人每次見到我就說：『入我門不貧，出我門不富。』」從做出決定那一刻，她就沒打算回頭，最終仍跟原公司說再見，成為慈濟職工。

二〇〇四年的一天，上人很正式地約談她，賦予她一個新任務，到臺北慈濟醫院做箍桶人，把大家箍在一起，同時照顧好醫護同仁，讓他們可以安心工作，照護好上人每一個弟子，以及每一個相信慈濟醫院的病人。

「這個責任很大，我很惶恐，怕自己做不好。」喬麗華當場下跪，對上人說：「師父，我恐怕沒辦法承擔這麼重大的任務。」

「但上人對我說：『有心就不難。』」做為上人的弟子，喬麗華怎能拒絕師父交付的任務，二〇〇四年九月二十日，她戰戰兢兢地投入臺北慈院啟業籌備作業，並在啟業時成為醫院主任祕書。

雖然在外商公司有豐富的歷練，但沒有醫學背景，也不曾在醫院工作，「醫院主任祕書」一職對喬麗華來說太陌生，「這是我沒有做過的事，很艱巨的任務。」如何把大家「箍」起來，並且讓當時來自各大醫院的大醫生們願意聽她說話，是非常大的挑戰。

喬麗華謹記上人的教誨與提醒：「妳去那裡，人人都要顧好，還要做橋梁。妳做多少我都知道，但要記得，醫院好是醫師的功勞，不好的地方自己要擔起來。」她以愛、以誠，照顧同仁無微不至，是趙有誠心目中「無所不包、無所不能」的主任祕書。

喬麗華細數她的工作範疇，「行政管理，關懷同仁、為同仁解決工作上遇到的問題，每年辦理醫院的新人營，關懷慈濟法親，陪伴醫療志工，還有國際醫療等等。」家住臺北市松山區的她，每天早上四點二十分之前就進到辦公室，手機二十四小時不關機，同仁有事隨時可以找到她。

她照顧慈院同仁，細緻到令人驚嘆。比如每週一跟週五一早六點半趙有誠主持院部早餐會，她親手準備與會主管的早餐，十數年如一日。

最初是因為啟業時，主管們來自各個不同醫院，住家離臺北慈院較遠，往往空腹就趕來醫院，而志工早會後，大家立即展開一整天的忙碌，看診、開刀、查房，「我就開始每次都自己做早餐給主管們吃，盡量每餐都有變化，讓大家在享用一份熱騰騰且營養均衡的餐點之後，展開一天的忙碌。」其他日子，她也為早上六點以前進辦公室的主管準備早餐。

把每個同仁家裡的事當作自己家的事

到病房探視生病的慈濟委員、同仁、同仁眷屬及慈濟法親，是喬麗華每天的「功課」之一。為了在第一時間掌握被關懷者資訊，喬麗華在臺北慈院啟業一、兩年後，手繪詳細的需求圖，請資訊室幫她設計「法親關懷系統」，將住院病人名單輸入建檔。每天早上透過這個系統，她可以清楚看到住院名單，跟著姓名一起出來的，還有床號、主治醫師、診斷、病況說明等資訊。

這個工作除了達到證嚴上人叮囑的照顧好每一位慈濟志工，也有穩固同仁向心力的功能。比如女同仁的婆婆住院，喬麗華帶著水果到病床，告訴老人家她代表院長來探視，不忘誇獎同仁工作認真表現好，感謝老人家支持媳婦工作並能體恤媳婦早出晚歸。此舉讓婆婆覺得媳婦上班環境良好、媳婦受重用，進而能支持媳婦工作。她把每個同仁家裡的事情都當作自己家的事情，同仁父母往生，喬麗華也代表院方前去弔唁，即使遠在屏東，她也一樣會跑這一趟。

第一線醫護人員工作壓力龐大，喬麗華邀心理師、社工師、律師和慈濟體系特有的人文室，組成關懷小組，在醫護同仁面對醫療糾紛時提供支持及資源，也服務適應不良的同仁，將臺北慈院打造成充滿愛與溫暖的職場。

每天在臺北慈院，喬麗華坐辦公桌的時間很少，企業流行「走動式管理」，她則是「走動式服務」。她身著深藍色慈院制服的身影不時出現在院區各樓層各處，每天走路超過一萬步，但她並不覺得累，「每天能在這裡付出，會很歡喜，因為你每天都在幫助人。」她只希望每個同仁的心都穩穩地「惦」在臺北慈院，把醫院當成自己的家。

就讀臺大研究所，圓亡父跟自己的夢想

二十年來，喬麗華坐辦公桌最長最久的時間，當屬她趕寫碩士論文那段時間。

喬麗華之所以在工作多年後重返校園進修，一因臺北慈院的大醫王不是碩士就是博士，讓她期許自己也能讀一個「士」，二因身處管理階層，她認為自己需要提升行政管理能力，在慈濟功德會法脈宗門中心祕書長黃麗馨鼓勵下，二〇一五年她報考臺大政治系「政府與公共事務」碩士在職專班，破紀錄兩年讀完畢業。

「上人怕我太忙，沒把醫院顧好，只給我兩年時間。」喬麗華跑去跟指

導教授蘇彩足說她必須在兩年內畢業，「教授說看我有多少本事，過去鮮少有人這樣。」

喬麗華拚了命，週六週日認真上課，下課後就到圖書館找資料，碩二下學期趕寫論文，最後半個學期三進三出急診。她全身免疫力下降，帶狀皰疹大爆發，之後又蜂窩性組織炎導致小腿嚴重潰爛，護理部副主任滕安娜到急診探視她時憂心忡忡，「主祕不會砸了我們『來者不鋸』的金字招牌吧？」

身體狀況糟到三次晚上去掛急診，同仁都要求她住院治療，「我沒有時間住院，在急診打點滴，覺得精神比較好了，就請值班護理師幫我推輪椅回辦公室趕論文，點滴打完了也是請護理同仁送來，在辦公室繼續打。」

指導教授要求高，「我論文一次被退、兩次被退、三次被退。」時間最緊的時候，她一個多月沒回家，住在醫院伏案奮筆，「感恩蘇教授，感恩每一位從旁協助我的菩薩，我真的兩年畢業了。」

喬麗華的論文主題是「宗教型醫院護理人員留任意願之研究」。多年來，每當有護理同仁請辭，她都會跟同仁聊過，了解同仁提出離職的原因，能解決問題留人最好，留不住則送上祝福。她把她的觀察及心得整理為論文，並投稿國際期刊。

其實，入學後課業強度極高，讓喬麗華覺得壓力很大，「但如果沒有這個壓力，我怎麼會去讀、去圓自己小時候的夢？」她感恩黃麗馨，也感恩臺北慈院，讓她達成心願。

喬麗華小時候家裡貧窮，求學之路坎坷，「我爸爸很希望我有一天能夠從臺大校門走出來。」二〇一七年拿到碩士畢業證書，喬麗華去花蓮慈濟大學大捨堂（慈濟安奉大體老師供憑弔之處）跟離世二十多年的爸爸報告：「爸爸，我完成你的期待了。」

「在臺北慈院，我很努力往上人期待的方向認真去做。」回頭看過去二十年，一路走來，她最感恩家人的全力支持，「我先生知道，雖然我沒落髮，但身心都出家了，出了家就忘了家，天還沒亮就出門，晚上十一、二點才回家，也幾乎沒有假日。」

喬麗華的先生賴胤就是臺灣螢火蟲復育專家，當初雖不想她離開外商公司投入慈濟，但後來也跟著她走入慈濟，培訓成為慈誠委員。遺憾的是，賴胤就二〇一八年因胰臟癌在臺北慈院離世，跟喬麗華的爸爸一樣，也捐贈大體成為無語良師。

「其實醫院每位同仁都是我的老師，都有值得我學習之處。尤其是院長，把臺北慈院帶往上人期盼的方向，也達成上人期盼的醫學中心的目標，很不容易。」喬麗華與趙有誠共事十七年，深知他為臺北慈院付出多少心力。

溫柔的力量，撐起臺北慈院

而趙有誠能全神貫注於院務，得助於太太李菁薇全力支持，讓他毫無後顧之憂。

證嚴上人以溫柔的力量撐起慈濟志業；喬麗華及李菁薇則是臺北慈院背後兩股溫柔的力量，隱形、無聲、堅定，穩穩撐住醫院及趙有誠。

和喬麗華很早就走入慈濟不同，在趙有誠接院長前，李菁薇完全沒想過自己會跟慈濟世界產生因緣。臺北慈院啟業那年，她與趙有誠結婚，趙有誠決定接任院長職務時她懷著大女兒，大女兒三個月大時她隨趙有誠「住進」臺北慈院，二女兒是在臺北慈院出生的，十七年多，她形同把先生「捐」給慈濟及臺北慈院。

夫妻同時培訓，李菁薇對先生的體諒「多好幾倍」

「還好當年排除萬難跟他一起培訓。」李菁薇回想，趙有誠就職滿一年時，跟她商量接受培訓之事，那時因大女兒才一歲多，正是需要媽媽的時候，而培訓期長達一年，週六週日都要上課，她自感分身乏術，可能得孩子大些才能培訓，讓趙有誠先報名。

沒多久證嚴上人行腳到新店，問李菁薇有沒有要一起培訓？「我站起來跟上人報告，孩子還太小，時間上沒有辦法。」當時上人點點頭沒有再說什麼，但回家後李菁薇一直懊惱，上人看她的眼神充滿期待，她竟然一口回絕，她覺得有些遺憾。

想了又想，李菁薇打電話回娘家求援，跟媽媽說她想一起培訓，能不能每個星期把女兒送回臺南請媽媽幫忙帶，「媽媽答應了，也還好那時高鐵通車了，我們就每個星期南北接送小孩。」

「還好有搭上這班慈濟培訓列車，我才知道先生為什麼這麼忙。」趙有誠上任前幾年忙到不見人影，李菁薇幾乎成了「偽單親媽媽」，獨力打理家裡及兩個女兒的大小事，「我都開玩笑說要去掛他的門診才能看到他。」

李菁薇後來回想，很感恩上人提點她跟先生一起培訓，「因為培訓，我了解他身上的任務及重擔，體諒的心增加好幾倍；如果等孩子大了再培訓，這段期間我可能會心理不平衡，不理解為什麼他總把醫院的事放在第一位。上人是智者，可能已經預見我沒有同步培訓會發生什麼問題。」

培訓受證後，李菁薇感覺與趙有誠變成同心圓夫妻了，「我和他成為同師、同宗教、同信念、同方向的同心圓夫妻，我們有一致的方向，感恩上人的引領，帶我進來美好的慈濟世界。」

以媽媽的心，守護醫院的家

受證後，李菁薇思考著如何盡一點微薄的力量，愛醫院愛同仁。此時是趙有誠接任院長第二年，所有醫護來自不同體系，正需要調整大家的步伐，將大家變成「一家人」，李菁薇受陳錦花、林智慧及何瑞真師姑的邀請，加入臺北慈院懿德會成為懿德媽媽，加入照顧同仁的行列。

「慈濟的美，要親身投入才能夠真切的感受。」對李菁薇來說，培訓受證是一種學習與成長，加入懿德媽媽是另一種學習和成長。看到資深懿德爸爸媽媽做什麼、怎麼做，李菁薇深切體會到，懿德爸媽真的是以愛自己孩子的心，照顧及關懷臺北慈院的同仁。醫護同仁常無法定時吃飯，懿德爸媽不時送點心，餵飽同仁的胃，也溫暖了同仁的心。

新冠疫情期間，懿德爸媽有很長一段時間沒有辦法進醫院關懷在第一線抗疫的同仁，「我們就用 LINE 傳遞關懷，客串外送把點心菜餚送到醫院大門外，讓同仁出來取用。」想盡辦法不讓疫情阻絕對同仁的照顧及關懷。

她投入照顧臺北慈院這個大家庭，也利用「袋袋相傳」童書借閱活動，照顧這個大家庭裡許多同仁的小家庭。

兩個女兒小時候，李菁薇深知親子共讀是最好的陪伴，但趙有誠太忙了，她採取「重質不重量」策略，趙有誠但凡有十分鐘空檔她都會把握，請他唸故事書給孩子聽。後來在靜思精舍德悅師父的啟發與指導下，加上花蓮聚落書坊文教發展協會與讀書共和國的童書護持、臺北慈院人文室團隊的協助，她邀約副院長和醫師的太太們包括芳敏、佩玲、瑞琦等人，展開「袋袋相傳」活動，大家將不同年齡小朋友適合閱讀的童書分裝在精美的書袋中，每袋十本，以醫院人文室為據點，每個月約好時間在這裡讓醫院同仁來借還童書，人文室變身有愛有溫度的小圖書館。

經過口耳相傳，每個月開開心心來借書準備回家親子共讀的同仁愈來愈多，李菁薇因而結識許多年輕同仁和他們的小家庭，成為育兒路途上互相支持的力量。

臺北慈院一年年成長，資深懿德爸媽一年年鬢邊添風霜，李菁薇非常敬愛這群慈祥的長者，每每遇見年邁的師姑師伯，她總會關心詢問：「身體還好嗎？」她也不時收到愛的回饋，有一次她用 LINE 感恩一位師伯的陪伴和照顧，師伯回覆：「我們都很愛趙院長及您，因為您們都非常真誠愛我們如家人，日日感恩在心頭！」

「臺北慈院就是一個充滿愛的地方。」在這裡時間愈久，她愈愛這家醫院，有著滿滿的歸屬感。

當你上了戰場，我也選擇堅強

李菁薇認為，培訓受證成為上人的弟子，除了能理解先生在忙什麼，更重要的是心靈有了依歸及支持的力量。二〇二一年臺灣本土新冠疫情大爆發，她擔憂先生、擔憂醫院，更覺得無助，「那個無助是，先生上戰場打仗，我跟兩個小孩在後方絕對不能染疫，因為我們染疫就會扯他的後腿，他會被隔離，不能去打仗。」

龐大的壓力讓李菁薇心頭沉重，不曉得這樣的日子還要撐多久，「那時候我每天看上人的開示，從中獲得力量。」疫情最嚴峻時，趙有誠每天跟證嚴上人視訊，回報醫院情況。回家後，他時常跟李菁薇轉述上人開示了什麼，「上人說我們只要把盔甲穿好，也就是做好防疫，就不會有問題。這就好像給我打了一劑強心針。」

那年新冠病毒肆虐全臺，同樣讓趙有誠的女兒很有感，目前就讀八年級的小女兒，曾經在七年級時寫了一篇作文：「我心中的一位勇者」。她在文中表示，爸爸是她心目中的勇者，並敘述：「爸爸一大早就去醫院，大晚上才趕回家中，他因為害怕身上會帶著醫院的病毒，而在吃飯時避開我們。看著父親在疲勞的一天後，獨自一人坐著吃飯，手邊還處理著醫院的公務，我頓時覺得我有一位好偉大的父親。」

小女兒還在作文中提到：「爸爸也曾遠赴偏遠國家義診，當地災情和疫情都十分嚴重，可是他卻義無反顧。」她疑惑爸爸為什麼熱衷這樣辛苦的工作，「爸爸告訴我，我們從來不是在施捨，而是分享我們的大愛，使我領悟

『施比受更有福』。」

一個人走得快，一群人走得遠　傳承愛的第一棒

大愛，正是趙有誠進入臺北慈院後，最歡喜的收穫。

在趙有誠的觀念中，行醫救人且凡事都為病人著想，原就是醫師的本分，「『以人為本』的行醫精神，好的醫師都擺在心裡的，但是要全院醫師都認同，而且變成這是本分事，也就是醫師不會覺得自己多做了，並不容易。」趙有誠感恩上人創辦了以人為本的慈濟醫院，而他跟太太很幸運來到這裡，「我們很有福報。當初不了解慈濟，傻乎乎就來了，然後人家還給你機會，慢慢等你長大。」

上人時常提醒弟子盤點生命的價值，他認為，同樣是行醫，但來到臺北慈院後，自己的生命價值不一樣了，因為他帶領一家醫院實踐了大愛的醫療，而不是單打獨鬥。在慈濟人文的潛移默化下，臺北慈院同仁凝聚在一

起，為同一個方向、同一個目標努力，他很欣慰「以人為本」的醫療已經成為臺北慈院很扎實的基礎，大家把病人當家人一樣來救治。

建立這樣的醫院文化並不容易，然而全院同仁都看到院長自己走在最前、做到最後。

趙有誠剛到臺北慈院時，李菁薇常聽他描繪醫院的願景，「他腦子裡有很多計畫、很多目標，我一直擔心他衝太快，回頭時發現身後沒人，只有他一個人拿著旗子。還好這種情況沒有發生。」回首來到臺北慈院十七年多的時光，李菁薇心中充滿感恩，「感恩臺北慈院所有同仁當我先生的神隊友，在他往前衝的時候，你們都沒有退縮，願意跟著他一起衝。」

「一個人走得快，一群人走得遠。」臺北慈院的第一個二十年，趙有誠認為自己跟全院同仁都是跑第一棒的人，「我們用愛跑出第一棒、用愛傳承第一棒，還要將這個好成績交給下一棒，不斷延續愛的力量。」

臺北慈濟醫院大事紀

時間	事件
二〇〇五年	
五月一日	啟業一週舉辦二十四個科別的感恩回饋門診，服務七四一三人次
五月八日	全球二十二國慈濟人雲集臺北慈院啟業暨浴佛大典
八月十六日	首創臺灣醫學界先例，利用「迷你腹腔鏡手術」，為四歲小女孩治療尿液逆流問題，傷口僅三毫米
八月十八日	啟業後首次接受新制醫院評鑑暨教學醫院評鑑
十二月一日	首例器官捐贈，為車禍腦死的蕭姓同學進行器官捐贈手術
二〇〇六年	
一月二日	證嚴上人於臺北慈院首度主持歲末祝福，蔡勝國教授接任院長

四月十九日	臺北慈院通過 ISO9001:2000 國際品保認證，舉行驗證授證典禮
四月二十日	新制醫院評鑑「優等」，教學醫院評鑑「乙類」
五月七日	啟業一年，同仁至新店屈尺老人養護中心關懷
六月十二日	婦產部創紀錄，十七位寶寶同日呱呱墜地
二〇〇七年	
二月二十七日	胸腔內科團隊特別為最需要運動的慢性阻塞性肺病（COPD）病人，推出一套「整合型運動心肺功能檢查」，藉此為病人量身規劃專屬「運動處方箋」，依個人體適能安排適合運動量
三月十七日	民權路江陵宿舍啟用，提供同仁舒適的居住環境
四月二十一日	啟業兩週年，首次舉辦朝山，並於板橋園區舉行「合心共識營」
八月十九日	完成首例腎臟移植手術
十一月八日	榮獲行政院衛生署國民健康局舉辦之第三屆全國優良糖尿病病友團體選拔活動「優良團體獎」及「糖化血色素競賽獎」
二〇〇八年	
一月五日	歲末祝福暨臺北慈院首次慈誠委員受證，至二〇〇九年累積共一百三十七名

三月一日	三軍總醫院少將醫療副院長趙有誠教授接任臺北慈院院長
五月十八日	納吉斯風災侵襲緬甸，「慈濟川緬膚苦難，大愛善行聚福緣」募款募心行動獲廣泛迴響。時逢四川震災，兩日後臺北慈院二十五位醫護同仁分十三梯次參與賑災義診
七月五日	納吉斯風災造成緬甸十幾萬人傷亡，數百萬人流離失所，趙有誠院長參與第一團隊出發
十月六日	獲環保署「事業廢棄物與再生資源清理及資源減量回收再利用績效」特優獎
十一月十一日	工務室設計之新型醫療氣送系統，通過「中華民國專利標準局」檢驗，獲頒專利
二〇〇九年	
三月十四日	「腦中風中心」正式成立，提供二十四小時全年急重症腦中風治療服務
三月二十六日	來自十一個國家三百六十八位華人實業家參訪，親近慈濟人文之美
五月十四日	本院通過「九十八年度新制醫院評鑑暨新制教學醫院評鑑」
七月三十一日	癌症診療品質認證獲衛生署肯定，通過A級認證
八月三十一日	莫拉克颱風造成「八八風災」，趙有誠院長帶領本院醫療團隊至高屏及嘉義災區義診、家園重建；八月十三日至三十一日期間，共出發十九梯次，共三百一十六人參與
九月二十五日	揮別罕見腹內淋巴乳糜滲漏，患者陳小姐感謝消化外科伍超群主任與醫療團隊救命之恩

十二月十日	十五個醫護團隊跨科合作，成功完成首例心臟移植，今日舉辦歡送會，祝福廖女士全「心」出發！
二〇一〇年	
一月一日	元旦清晨，院長室主管與同仁們前往高雄縣杉林鄉大愛園區鋪設連鎖磚，迎接新年第一天
一月十一日	菲律賓心臟病童跨海就醫，醫療團隊總動員
三月二十一日	心臟科團隊舉辦臺灣首次「周邊血管介入治療現場示範教學」，跨院區現場連線直播
五月十六日	臺北慈院五週年慶，慈濟各志業體主管共聚一堂，展現慈濟醫療航向新世紀；六月八日，第一萬名新生兒來報到，同慶臺北慈院五週年
七月十九日	因馳援薩摩亞而結緣，六位全美急難救助志工組織（ＮＶＯＡＤ）代表，至本院參訪
十月二十四日	梅姬颱風過後，趙有誠院長帶領三十八位醫護同仁至南方澳賑災義診，陪伴鄉親，重建家園
二〇一一年	
五月七日	日本議員阪口直人與大西健介來訪，感恩慈濟馳援日本三一一震災
六月一日	趙有誠院長率團遠赴芬蘭，參與第十九屆健康促進醫院國際研討會，並促成臺灣取得二〇一二年研討會舉辦權

八月五日	亞洲最年幼、全球第二小的七歲口腔癌患者廖小弟弟，在口腔顎面外科夏毅然醫師成功治療下，歡喜出院
八月十二日	《法譬如水潤蒼生．廣行環保弘人文》經藏演繹於臺北小巨蛋隆重舉行，臺北慈院同仁同入經藏
十一月三日	泰國水患，洗腎病人急需援助，慈濟基金會與臺北慈院緊急將一萬人次使用的洗腎液、三萬袋生理食鹽水及六萬套點滴輸液送到泰國
十一月二十三日	和氣樓（身心醫學大樓）在證嚴上人祝福下，揭牌啟用
二〇一二年	
二月四日	海地聖恩修女會四位修女參訪臺北慈院，感恩慈濟基金會為海地建造學校
二月二十八日	北朝鮮官員參訪，感恩慈濟基金會提供援助，帶回慈濟人文精神
四月十三日	臺北慈院參加第二十屆健康促進醫院國際研討會，以「節能減碳」、「醫療廢棄物回收」及「推廣素食」三大主軸共發表六篇口頭報告、二十張海報，發表數量歷年之最
六月二十三日	證嚴上人為「來者不鋸」周邊血管中心及第三心導管室揭幕
七月二十九日	臺北慈院與台灣消化系內視鏡醫學會，共同舉辦「二〇一二臺灣治療性內視鏡研討會」，理論與實務並進

八月五日	完成首例肝臟移植手術
八月十一日	第一屆醫護迎心傳愛新人營於蘆洲靜思堂舉行，共一百四十二名學員參與
十一月十一日	新北市首屆「醫療公益獎」，臺北慈院為唯一榮獲「特殊奉獻獎」醫院
十二月十九日	糖尿病足免截肢，心導管室醫療團隊，榮獲衛生署頒發「提昇品質．永續健康」獎
十二月二十八日	通過衛生署核定為一〇一年醫院緊急醫療分級之「重度級急救責任醫院」
二〇一三年	
四月十日	完成第一例自體幹細胞移植，患者順利出院
四月二十四日	慈濟志工在院內設置「溫馨小站」與「幸福擔仔麵」，每天無限量供應點心，護持全院邁向醫學中心評鑑
六月八日	兩千五百五十五位志工和四百六十位同仁同耕福田，清潔臺北慈院，齊心迎接醫院評鑑
七月十八日	首次接受醫學中心評鑑，全院同仁對提升醫療品質的努力及合和互協的積極態度，深獲委員肯定與讚許
十月十五日	影像醫學部蕭仲凱醫師，獲頒「一〇二年度吳大猷先生紀念獎」殊榮
十月二十五日	長庚醫療體系主管，前來觀摩醫療廢棄物處理流程

十月二十九日	第十五屆亞太小兒泌尿醫學會在本院召開，來自二十個國家，一百七十八位小兒泌尿專家參與盛會。外科部楊緒棣主任領銜發表「慈濟常模」，成為新的世界標準值
十一月八日	完成首例分層角膜移植手術
十一月二十二日	本院醫護同仁在醫療志業執行長林俊龍帶領下，至菲律賓獨魯萬災區參與義診及物資發放
二〇一四年	
一月十二日	二〇一四年臺灣心血管介入醫學國際研討會，本院參與治療技術展示，與世界各國的心臟科醫師進行交流
四月九日	膝關節健康促進中心成立
八月十一日	身心科成立日間復健中心
九月三日	首例活體腎臟移植手術，為臺籍丈夫捐腎給越南籍配偶
九月二十九日	衛福部辦理「建置醫院品質資訊網絡計畫」，臺北慈院為北臺灣唯一獲選之輔導醫院，協同新北市立聯合醫院、恩主公醫院、陽明大學附設醫院、耕莘醫院、景美醫院、同仁醫院及博仁綜合醫院等七家醫院，共同增進醫療品質
十月三日	完成首例異體幹細胞移植

十月四日	兒童生長發育聯合門診成立
十一月九日	趙有誠院長榮獲新北市「醫療特殊奉獻獎」殊榮
十一月十二日	黃思誠副院長獲頒醫師公會「臺灣醫療典範獎」
十二月十一日	周邊血管中心完成第一千隻腳血管疏通手術
二〇一五年	
一月二十九日	自本年起，每年年節時邀請忠義育幼院院童來院，與院部主管、兒科部團隊、社工師、營養師與志工們，一同歡度溫馨有趣的圍爐活動
四月二十七日	尼泊爾四月二十五日發生七．八級地震，當地傷亡慘重。趙有誠院長同慈濟賑災醫療團前往尼泊爾義診與發放，並由臺北慈院向衛福部申請許可，備妥逾一噸重、約可供一千位災民需求的藥材及衛材，提供賑災醫療團帶往尼國。至六月止，臺北慈院醫護團隊共前往九梯次，支援六醫療專科與八位醫護同仁
五月二十二日	眼科、家醫科與牙科團隊前往緬甸妙禱醫院義診，共嘉惠四百零四個病人，其中有兩百名患者接受白內障手術
六月二十七日	八仙樂園發生粉塵爆炸意外，造成四百九十九人燒燙傷，臺北慈院啟動大量傷患應變機制，一百二十六位醫護、行政人員返院支援。當晚收治十三名傷患，平均燒傷面積達六〇％左右，全數患者經急診處理後轉至加護病房照護

九月十六日	生殖醫學中心開幕啟用
十一月八日	新北市衛生局第四屆醫療公益獎，徐榮源副院長、陳舜鼎中醫師榮獲「醫療貢獻獎」；教學部黃俊仁主任、泌尿科蔡曜州醫師獲頒「教育研究獎」
十二月二十二日	小兒泌尿、兒童早療團隊、創新組織凝集儀痔瘡切除術、領航周邊血管介入治療、心肺復原運動等醫療特色，榮獲「二〇一五國家品質標章」肯定
二〇一六年	
二月二十日	四百一十七位同仁和兩千九百位北區慈濟志工，吾愛吾院清掃醫院，把愛與關懷送到醫院每一個角落，以最清淨的環境和心來服務就診大德
二月二十二日	兩百多位來自菲律賓各級醫院的家庭醫學科與心臟科醫師團體，分十梯次來院取經，觀摩高階醫療儀器、醫院管理模式與慈濟人文醫療
五月十八日	參與二〇一六年醫學中心醫院暨教學醫院評鑑
五月二十八日	第十三例心臟移植，林女士裝置左心室輔助器，歷經一百九十一天漫長等待，在心外團隊妙手下完成換心手術。五月二十八日醫療團隊辦理換心慶生會，林女士帶著滿滿的祝福順利出院
七月十日	牙科部結合北區人醫會牙科醫師、志工團隊，約五十多位，至創世基金會新店分院，為病人洗牙、清潔口腔，共替十七名病人洗牙、一名病人拔牙

七月十一日	生殖醫學中心第一位試管寶寶平安產下
七月十五日	體重曾達一百六十多公斤的李先生，過去九個月因腰痛、腳痛、腳麻而無法下床，被他院診斷終身癱瘓。二〇一六年偏鄉往診時，由神經外科黃國烽醫師接回醫院，診斷脊椎膿瘍，經過四次手術、十科別治療和素食，他重新站起，體重下降。出院後參與環保及義診活動，翻轉人生
十二月二十三日	慈濟醫療志業「慈濟援助敘利亞義診發放團」前往約旦，胃腸肝膽科陳建華主任、口腔顎面外科夏毅然主任前往義診，並由臺北慈院提供三十七箱藥品，包括婦科、兒科、外科、牙科、破傷風及相關醫材等
十二月二十六日	衛福部函文公告本院正式升格為「準醫學中心」
二〇一七年	
一月三日	成立國際旅遊門診，為前往疫區旅遊或經商的人士提供疫苗注射與衛教諮詢服務
三月九日	不慎從三樓墜落的阿德，顏面如破碎盤子般粉碎性骨折、嚴重撕裂傷。口腔顎面外科許博智醫師以3D電腦重建模擬外觀，翻開頭皮固定額骨骨折處，使用二十三塊骨板及一百一十八支骨釘修復容顏。醫療團隊也陪伴阿德修補家庭的裂痕。康復後他發願戒酒及其他不良習慣，投入志工行列

四月二十三日	罹患自體隱性遺傳疾病「威爾森氏症」的惠飴，右腳踝因張力過強，已內翻變形，三年來無法走路。臺北慈院前往其瑞芳家中往診，集合胃腸肝膽科、小兒科、復健科、神經科與骨科等團隊為她診斷治療，進行腿部手術與輔具製作，實現她「腳踏實地」如廁的心願
五月二十日	引進最新型第四代「達文西手術系統」（da Vinci Xi System），舉行手術室揭幕儀式。將運用於一般外科、泌尿科、耳鼻喉科、婦產科、大腸直腸外科、心臟血管外科、胸腔外科以及口腔顎面外科共八大科別，造福更多病人
六月九日	臺灣國際醫療衛生促進協會在衛福部指導下，辦理二〇一七年「第二屆國際醫療典範獎」頒獎，臺北慈院榮獲「國際醫療典範獎（團體組）」肯定
六月十二日	趙有誠院長帶領社區醫學部、護理部、感染管制中心同仁，前往新莊盲人重建院，關懷中途視障盲友，並與曾瀚霖執行長、張自院長了解醫療需求，為視障者提供更多健檢衛教及實習資源
八月五日	慈誠隊黎逢時大隊長集合志工力量，啟動臺北慈院拱橋整建工程。歷經二十八天，動員超過一千位志工，於九月四日如期完工
八月二十日	二十一歲的 Rejean，居住菲律賓保和島，因一四〇度嚴重脊椎側彎，身形瘦弱矮小，不能舉重物、爬高處，容易感到疲勞，僅能賣手工點心謀生存。菲律賓人醫會及慈濟志工協助，骨科曾效祖醫師以兩階段截骨矯正術治療矯正至六〇度。術後 Rejean 恢復良好，立願成為社工師

十一月十七日	與新北市政府合作，成立「脊椎畸形整合門診」，由泌尿科、骨科、神經外科、復健科等組成專業醫療團隊，增進病人就醫便利性以及縮短等待時間，提供「病人不動，專科醫師移動」的服務
十二月九日	九月十九日墨西哥發生七・一級大地震。十二月九日至十八日，趙有誠院長與慈濟醫療團隊同赴墨西哥，與來自十二個國家、一百多位慈濟志工，結合國際慈濟人醫會及墨西哥當地醫護人員，在六個城市進行九場發放、八次義診，發放對象約有一萬多戶，近四千五百位墨西哥鄉親接受義診服務
二〇一八年	
三月十六日	黃思誠副院長帶領臺灣慈濟醫療團隊共二十三人前往柬埔寨磅清揚省，與新加坡、馬來西亞、越南及當地共五國醫護人員會合，展開為期三天的大型義診。現場共九十三位醫護人員、兩百零四位後勤志工一同為三千四百八十六位鄉親拔苦予樂
四月十四日	二〇一六至二〇一八年，持續與菲律賓 Medspeak 公司合作醫事人員「繼續醫學教育課程」。繼心臟血管內外科、大腸直腸外科及糖尿病等醫師課程後，學習對象擴及其他醫事人員，四月十四、十五日，菲律賓三十位藥師至藥學部學習藥師臨床作業與用藥安全系統等課題
四月二十八日	趙有誠院長及院部主管帶領八十多位醫院同仁與家屬，以及一百六十多位慈濟志工，參與醫院「吾愛吾家，心手傳磚，鋪路護地」連鎖磚鋪設工程，為守護生命的磐石盡一份力量

五月十五日	外科團隊圓滿完成第兩百例達文西手術
六月二十六日	國合會推薦友邦國薩爾瓦多內科醫師 Ana Corina Arévalo Grande，於今年三月到腎臟內科培訓，六月二十六日圓滿訓練課程，歡喜返國
七月十三日	張耀仁副院長、牙科許義榮醫師與國際慈濟人醫會及慈濟志工共一百五十八人，前往斯里蘭卡舉行大型義診，嘉惠超過四千一百人次，為貧困的病人解除多年病苦
九月一日	中南部豪雨成災、多處淹水，五十七位主管、同仁前往義診關懷，備妥約兩百公斤藥品，於九月一、二日結合人醫會、北區志工前往臺南新化、佳里、善化及學甲，提供用藥諮詢、衛教指導；兩天定點義診共服務四七九人次，同時亦前往法親家中關懷，了解災後復原狀況與需求
九月十五日	主辦第二屆慈濟醫學年會，以「研究創新、人性關懷」為主軸，共一千兩百多人次參與
十月二日	十四歲詹同學因嚴重車禍顏面骨骼破碎缺損，無法言語，不能進食且失明。年輕孩子因頭顱骨不完整無法正常咬合，未來只能依賴流質食物，嚴重影響成長發育。口腔顎面外科許博智醫師以手術將破碎頭骨復位，並以詹媽媽臉型為樣板，用3D列印技術客製骨板，重建顏面，恢復說話與進食功能
二〇一九年	
二月十四日	圓滿完成第十六例王先生心臟移植，醫療團隊舉辦歡送會，祝福王先生新生活平安健康

五月十七日	今年三月東非三國遭受熱帶氣旋伊代侵襲，死傷慘重。五月十七日，趙有誠院長率領「慈濟醫療義診團」遠赴非洲，首度在莫三比克進行大型義診，共為近五千位居民提供診療服務。五月二十五日，平安返回臺灣，圓滿國際醫療援助任務
六月二十七日	國家實驗研究院國家地震工程研究中心邀請三十五位越南、緬甸、新加坡、馬來西亞、印尼、菲律賓共六國專家學者、教授、當地顧問、工程師等專業人士交流抗震技術，並於六月二十七日參訪具隔震建築指標性的臺北慈院
七月三日	七十三歲白崑廷師兄在醫療團隊專業技術治療下，成功完成異體骨髓移植，於七月三日平安出院
七月八日	啟業十四年，腹地面積達八百多坪空中花園的木質地板在日晒雨淋下出現毀損。考量安全，慈誠隊黎逢時大隊長帶領近兩百位志工與院部主管舉行景觀工程動工典禮，至八月二十三日動員近兩千五百位志工投入。七月二十日，大北區慈濟志工及醫院同仁共二六四〇位，一同吾愛吾院全院大掃除
十月三日	成立臨床研究受試者保護中心（Human Research Protection Center，簡稱ＨＲＰＣ），並於十月三日舉行「受試者保護講座」
二〇二〇年	
一月一日	慈濟醫療資訊系統（Healthcare Information System-5）正式上線

二月十九日	因應 COVID-19 疫情，由慈濟志工協助搭設二十四小時戶外檢疫站，二十二日完工並啟用，共一五〇人次志工參與搭建工程
二月二十二日	收治第一例 COVID-19 確診個案，匡列一百三十八名接觸者，翌日進行採檢，共七十位醫護人員居家隔離，無一感染。當年度共收治十七名確診病人
七月一日	與中央大學簽署學術合作協議書，雙方結合臨床醫學與研究實驗的資源，進行生命科學研究與智慧醫療開發
十月二十一日	與先致醫藥生技公司簽署合作協議，於十一樓成立「臨床研究中心」，致力癌症治療及新藥開發
二〇二一年	
四月三十日	COVID-19 本土疫情嚴峻，全臺升級至三級警戒，累積至五月二十三日，臺灣共有四千三百二十二例確診病人，二十三例死亡病人，本院於四月三十日重啟每日防疫會議
五月二十一日	主動承擔收治確診病人重任，除原有10A，又增設12A、12B、10B、9A等四區專責病房；五月二十一日起著手增建三十二張負壓加護病床
五月三十一日	本院配合新北市衛生局，承擔白金飯店防疫專責旅館，開始收治輕症確診病人

六月十五日	支援新北五處靜思堂（新店、雙和、三重、板橋、蘆洲）疫苗接種作業，截至二十五日，共為八千兩百八十五位民眾完成接種，動員一四一九醫護人次
六月二十六日	率先全臺，舉辦線上「新冠病毒感染醫療照護學術研討會」，分享防疫重點
七月二十日	與蒙古第四醫院共同舉辦 COVID-19 照護經驗交流線上研討會，協助該院建置防疫措施，並於十月二十一日簽署合作備忘錄
七月二十一日	承擔加強型集中檢疫所收治確診病人，七月三十日解除徵用，期間共收治五百九十四位住民，其中一百四十四位考量病情後送回院，任務圓滿
九月七日	急診部建置「體外心肺復甦（ＥＣＰＲ）急救室」
九月二十三日	進入校園為年滿十二歲、未滿十八歲的青少年進行ＢＮＴ疫苗接種，共承接新北市五所校園疫苗施打作業
十一月二十二日	趙有誠院長榮獲一一〇年度中華民國醫師公會全國聯合會「臺灣醫療貢獻獎」，由賴清德副總統親自頒獎；徐榮源副院長、內科加護病房蘇文麟主任榮獲「防疫特殊貢獻獎」
十二月二十五日	中央流行疫情指揮中心舉行 COVID-19「關鍵『疫』戰，感謝有您」頒獎典禮，本院共收治九百一十位染疫病人，且無院內感染情事，榮獲陳時中部長頒發「COVID-19 防疫有功醫院——貢獻卓越獎」第一名及「加強型防疫旅館主責醫院——貢獻良多獎」

二〇二二年	
四月八日	本院自二〇二〇年起收治 COVID-19 確診患者，第一千例病人康復出院
四月十四日	承擔「居家照護計畫」防疫任務，負責新店、蘆洲、平溪、雙溪、瑞芳及貢寮超過五十六萬人之六大行政區。截至九月底，新北市衛生局總派案逾八萬九千人，總收案人數則超過六萬八千人
四月二十一日	承接啟用新店區 COVID-19 集中檢疫所，共一百二十房，期間共收治四百七十九位確診病人
七月十九日	與中央大學簽署策略聯盟合作計畫，致力於醫療器材、醫療雲端網路與癌症、AI智慧醫療等領域發展
十月十二日	新北市政府衛生局舉行「疫路同行．感恩有你」頒獎典禮，本院榮獲「防疫貢獻獎」、「防疫卓越獎」、「居家照護防疫貢獻獎」及「社區篩檢防疫貢獻獎」
十月十五日	以「防疫．創新．人文．永續」為主題，舉辦第六屆慈濟醫學年會
十月二十六日	衛福部「一一一年醫院感染管制查核品質提升委員人才庫核心課程及實地訓練」，擔任示範醫院，訓練全國感管委員種子稽核技巧
十月二十六日	骨科王禎麒醫師，運用本院骨庫完成全臺首例整顆異體全距骨移植手術
十二月二日	舉辦二〇二二年國際兒童尿失禁協會年會，專家來自臺灣、日本、英國、丹麥、美國、瑞典、瑞士

二〇二三年	
三月四日	護理部主任吳秋鳳當選新北市護理師護士公會理事長
四月六日	自三月二十日起，歷時十六天，北區黎逢時大隊長集合志工力量，為本院整建拱橋、油漆欄杆共長七公里，並在四月六日舉辦圓緣感恩會
五月十七日	十七至二十八日醫院同仁及北區慈濟志工展開「吾愛吾家大掃除」活動，志工共三千七百一十四人次投入全院及周邊環境總清掃
七月十二日	十二至十四日接受醫學中心評鑑，同年十一月十七日接受五大任務評核
八月十二日	主辦「臺灣介入性膽胰內視鏡工作坊」，邀請海內外專家學者與會，並示範十種治療介入性超音波術式
八月十三日	舉辦「慈濟北區脊髓損傷重建中心」揭牌儀式，為傷友進行義診服務
十月二日	二至六日，印尼慈濟醫院 Dr.Suriyanto 副院長帶領十九位醫護人員來到本院進行為期五天的學習交流
十月二十二日	在趙有誠院長的領軍下，共七十二位同仁參與小巨蛋《無量義・法髓頌》經藏演繹
十一月五日	醫護團隊榮獲新北市政府第十一屆「醫療公益獎」。趙有誠院長榮獲「醫療特殊奉獻獎」、胸腔內科藍冑進主任獲「醫療教育研究獎」、檢驗科林植培主任獲「醫療貢獻獎」、檢驗科詹鵑綺組長與營養科李盈瑩營養師獲「醫事服務貢獻獎」

十一月五日	趙有誠院長與喬麗華主祕於第七屆慈濟醫學年會榮獲「慈濟醫療典範獎」殊榮，家庭醫學科劉子弘醫師獲頒「優秀年輕醫師獎」
十一月七日	澳洲瑪特醫院基金會執行長 Andrew Thomas、慈善主任 Lesley Ray、祕書謝佩蓁和瑪特醫院擴建及興建計畫執行長 Graham Mckenzie 來院參訪
十二月二十五日	解剖病理科進行科室修整規劃，今日舉辦揭幕儀式
二〇二四年	
二月二十九日	美國《新聞週刊》（*Newsweek*）與全球數據公司「Statista」合作六年「World's Best Hospitals」排名，調查評核基準包含醫療同儕評價、病人滿意度、醫院品質指標與病人在自我功能健康和生活品質的看法，臺北慈院為臺灣醫院第十一名
三月一日	正式升格醫學中心
六月二十四日	榮獲醫療品質策進會「一一二年就醫無礙標竿競賽」住院友善醫院組全國銀獎
七月二十三日	心臟內科黃玄禮主任執行全臺首例「外周血管內衝擊波鈣化病灶處理（ＩＶＬ）」，利用「血管內震波導管」讓血管內鈣化組織裂解後再擴張管腔，並輔以塗藥氣球減少未來血管再狹窄的機會，此為臺北慈院第兩千隻免於截肢的病足
十二月十四日	醫策會「感染管制與抗生素管理卓越計畫成果發表暨頒獎典禮聯合大會」，臺北慈院榮獲團體績優獎第一名及創意卓越獎

二〇二五年

一月二十二日	臺北慈院執行衛福部「長照機構加強型結核病防治計畫」，二〇二四年共與十二家長照機構合作、積極防治，實際檢驗數多達七百三十四例，為當年度新北市檢驗數最多的醫院。本日於「慢性傳染病照護品質子計畫三執行分享會」獲新北市衛生局頒發感謝狀，由副院長徐榮源代表領獎並分享執行經驗
四月十七日	ECPR團隊搶救OHCA病人成效佳，存活率二六・一%與國際標準相當，其中九成以上患者神經學預後良好清醒出院。優異成果，與新北市政府消防局聯合辦理「目擊倒地OHCA緊急應變演練暨ECPR記者會」，新北市長侯友宜蒞院與會
四月十八日	教學部滿招三十八位PGY醫師，其中十九位是慈大醫學系畢業生，為歷年來最多
四月二十八日	臺北慈院以深厚的人文精神與長期深耕社會關懷等行動，榮獲聯經出版事業股份有限公司第二屆「社會關懷典範獎」殊榮

天下文化
BELIEVE IN READING